Taschenbuch der praktischen Untersuchungsmethoden der Körperflüssigkeiten

bei

Nerven- und Geisteskrankheiten

Von

Professor Dr. V. Kafka
Leiter der serologischen Abteilung
der psychiatrischen Universitätsklinik
u. Staatskrankenanstalt Friedrichsberg
in Hamburg

Dritte, verbesserte Auflage

Mit 42 Textabbildungen

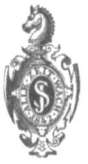

Berlin · Verlag von Julius Springer · 1927

ISBN-13:978-3-642-98518-8   e-ISBN-13:978-3-642-99332-9
DOI: 10.1007/978-3-642-99332-9

Alle Rechte, insbesondere das der Übersetzung
in fremde Sprachen, vorbehalten.

Berlin
Verlag von Julius Springer
1927

Vorwort zur dritten Auflage.

Seit dem Erscheinen der zweiten Auflage dieses Taschenbuches hat sich auf unserem Gebiete sehr viel geändert. Nicht nur, daß unzählige neue Reaktionen des Blutes und des Liquors aufgekommen, daß chemische und physikalisch-chemische Methoden der Körperflüssigkeiten in den Vordergrund getreten sind, auch unsere theoretischen Anschauungen haben sich wesentlich zugunsten der physikalischen und Kolloidchemie verschoben. Daraus ergaben sich für die Neubearbeitung der dritten Auflage manche Schwierigkeiten. Denn der Umfang des Büchleins sollte ungefähr der gleiche bleiben, sein Preis sollte sich ebenfalls nicht wesentlich verändern, und es sollte nur praktisch erprobte oder von den ganz neuen die aussichtsreichen Methoden enthalten. So mußte eine strenge Auswahl getroffen werden unter Streichung von früher gebrachten Methoden, eine Auswahl, die freilich durch die stetige Erprobung der Methoden in meinem Laboratorium erleichtert wurde, aber trotzdem natürlich einen subjektiven Charakter trägt. Der zweite Punkt, der das Verwaschenwerden der Grenzen und das oft Ineinanderübergehen der Arbeitsgebiete betrifft, erschwert die Einteilung, doch wurde aus pädagogischen Gründen noch an der früheren Disposition festgehalten.

Im einzelnen sei erwähnt, daß neu hinzugekommen sind: Plasmagewinnung und -prüfung, Zisternenpunktion, p_H-Bestimmung, Bestimmung des Eiweißquotienten, Zukker- und Chloridnachweis, Lüttge- und von Mertzsche Reaktionen, Paraffinreaktion, Trübungsreaktionen und Blutgruppen. Im speziellen Teil wurde den Ergebnissen dieser Reaktionen in den Profilen Rechnung getragen.

Wenn dabei manches nicht gebracht werden konnte, was vielleicht bald praktische Bedeutung gewinnt, so möge das unter Berücksichtigung der schon angeführten Gründe entschuldigt werden.

Ich hoffe, daß diese dritte Auflage eine ebenso freundliche Aufnahme finden werde wie ihre Vorgängerinnen, bin aber auch für jede Kritik sehr dankbar.

Hamburg, im Januar 1927. **V. Kafka.**

Inhaltsverzeichnis.

	Seite
I. Technik der Entnahme der Körperflüssigkeiten	1

A. Blut 1
  Allgemeine Vorbemerkungen 1
  a) Venenpunktion 1
  b) Entnahme kleiner Blutmengen aus Fingerbeere und Ohrläppchen 2
  c) Saugglockenmethode 3
  d) Plasmagewinnung 4

B. Liquor 4
  1. Lumbalpunktion 4
  2. Zisternenpunktion 8

II. Untersuchungsmethoden 9

Einleitung 9

A. Mikroskopische Methoden 10
  1. Färbung der Blutzellen 10
    a) Färbung nach Jenner-May 11
    b) May-Giemsa-Schnellfärbung nach Pappenheim . . . 11
    c) Schnellfärbung nach Deussing 11
    d) Haemogramm nach Schilling 13
  2. Zählung der Liquorzellen nach Fuchs und Rosenthal (Modifikation nach V. Kafka) 13
  3. Färbung der Liquorzellen 15
    a) „Französische Methode" 15
    b) Methode nach O. Fischer und V. Kafka 15
    c) Methode nach Alzheimer 16
    d) Methoden nach Szésci 16
    e) Sedimentator nach Trömner 18
  4. Bakterienfärbung und Dunkelfeld 18

B. Physikalisch-chemische Methoden 18
  1. Bestimmung des Wasserstoffexponenten (p_H) im Liquor nach Häbler 18
  2. Plasmalabilitätsreaktionen 18

C. Chemische Methoden 21
  1. Gesamteiweißbestimmung im Liquor 21
    a) Volumetrische Methode nach Nissl (Modifikation von Kafka) 21
    b) Salpetersäureschichtprobe nach Roberts-Stolnikow-Brandberg-Zaloziecki 22
    c) Diaphanometrische Methode nach Mestrezat 23
    d) Methode nach Ravaut und Boyer 24
  2. Globulinbestimmung im Liquor 25
    a) Phase I nach Nonne-Appelt-Schumm 25
    b) Fraktionierte Ammoniumsulfataussalzung nach Kafka 25

Inhaltsverzeichnis.

	Seite
c) Pandys Reaktion (nach Zaloziecki)	26
d) Salzsäurereaktion nach Braun und Husler.	27
e) Weichbrodts Reaktion	27
3. Bestimmung des Eiweißquotienten im Liquor nach Kafka	27
4. Blutnachweis im Liquor nach O. Adler-Schumm.	28
5. Äthylalkoholnachweis im Serum und Liquor nach Schumm	28
6. Zuckerbestimmung nach Hagedorn und Jensen	30
7. Bestimmung der Chloride nach A. Nitschke.	32

D. Biochemische Methoden. 32

   1. Bestimmung der Blutgerinnungszeit 32
      a) Objektträgermethode nach Milian (Modifikation nach Hinman und Sladen) 32
      b) Hohlperlenkapillarenmethode nach Schultz 33

   2. Abderhaldens Reaktion (A.R.) 34
      a) Dialysierverfahren. 34
      b) Substratreaktion nach Lüttge und von Mertz 41
      c) Interferometrische Methode nach Hirsch 42

   3. Extraktreaktion nach Sellheim, Lüttge und v. Mertz. . 45

   4. Antitrypsinnachweis nach Fuld, Groß (Bergmann und Meyer) 45

E. Kolloidchemische Methoden 47

   1. Goldsolreaktion nach C. Lange 47

   2. Mastixreaktion 49
      a) Originaltechnik nach Emanuel 49
      b) Modifikation nach Jacobsthal und Kafka 49
      c) Normomastixreaktion 50

   3. Paraffinreaktion nach V. Kafka 52

F. Biologische Methoden. 53

   1. Bestimmung der Senkungsgeschwindigkeit der roten Blutkörperchen 53
      a) Makromethode nach F. Plaut 53
      b) Mikromethode nach Müller-Scheven 54

   2. Wassermannsche Reaktion 55
      a) Laboratoriumsmethode 56
      b) Auswertungsverfahren nach A. Hauptmann 63
      c) Sternsche Reaktion (modifiziert) 64
      d) Kältemethode nach Jacobsthal. 64

   3. Flockungs- und Trübungsreaktionen zur Luesdiagnose. . . 65
      a) Methode nach Sachs-Georgi (S. G. R.) 65
      b) Dritte Modifikation nach Meinicke (D. M.) 66
      c) Schnellreaktion nach C. Bruck 67
      d) Trübungsreaktion nach Meinicke (M.T.R.) 67
      e) Trübungsreaktion nach Dold (D.T.R.) 68

   4. Hämolysinreaktion nach Weil und Kafka 69

   5. Blutgruppenbestimmung 72

Anhang: 1. Untersuchung von Leichenflüssigkeiten 73
            2. Transport von Körperflüssigkeiten 73
            3. Mikromethoden 74

Inhaltsverzeichnis.

Seite

III. Praktische Bedeutung der Methoden und Untersuchungsplan 74
  A. Allgemeine Vorbemerkungen 74
  B. Spezielles 77
   1. Normalbefund 78
   2. Lues mit Einschluß der Paralyse und Tabes 80
     a) Paralyse und juvenile Paralyse 83
     b) Tabesparalyse 86
     c) Lues cerebrospinalis 86
     d) Tabes 90
     e) Übergangsfälle 91
     f) Lues ohne klinisch nachweisbare Beteiligung des Zentralnervensystems 91
     g) Hereditäre Lues 92
   3. Infektiöse nichtluetische Meningitiden mit Einschluß der Meningitis serosa 92
     a) Eitrige Meningitis 93
     b) Tuberkulöse Meningitis 93
     c) Seröse Meningitis 95

   Anhang: 95
     1. Hämorrhagische Pachymeningitis 95
     2. Akute Infektionskrankheiten 96

   4. Dementia praecox 96
   5. Das manisch-depressive Irresein 97
   6. Die genuine Epilepsie 98
   7. Nervenkrankheiten bei groben Störungen der Drüsen mit innerer Sekretion 99
     a) Morbus Basedowii, Thyreotoxikosen 99
     b) Myxödem, Hypothyreosen 99
     c) Hypophysenstörungen 99
     d) Nebennierenstörungen 99
   8. Alkoholismus 100
   9. Encephalitis epidemica 100
  10. Organische Erkrankungen des Zentralnervensystems mit Ausschluß der bereits besprochenen 100
  11. Neurosen 102

  C. Verschiedene praktische Zusätze 102
   1. Kontrolle der Behandlung 102
   2. Prognostik 104
   3. Atypische und Mischfälle 104
   4. Luetinreaktion 105

  D. Schlußbemerkungen 106

Namen- und Sachverzeichnis 108

Verzeichnis der Abbildungen.

Abb.		Seite
1.	Saugglocke zur Blutentnahme (modifiziert von Kafka)	3
2.	Apparatur zur Blutplasmagewinnung nach Kafka	4
3.	Kanülen nach Wechselmann	5
4.	Lumbalpunktion im Liegen	6
5.	Lumbalpunktion im Sitzen	6
6.	Zisternenpunktion im Sitzen	8
7.	Vierfeld-Mäandermethode nach V. Schilling	12
8.	Differentialzähltafel nach V. Schilling	12
9.	Zählnetz nach Fuchs-Rosenthal	14
10.	Sedimentator nach Trömner	18
11.	Plasmalabilitätsprüfung	21
12.	Nisslröhrchen	22
13.	Nisslröhrchen, modifiziert nach Kafka	22
14.	Röhrchen zur Gesamteiweißbestimmung nach Ravaut und Boyer	24
15.	Apparat zum Nachweis des Äthylalkohols nach Schumm	29
16.	Flüssigkeits-Interferometer nach P. Hirsch	44
17.	Strahlengang im Interferometer	44
18.	Salzvorversuche zur Goldsolreaktion	48
19.	Schema zur Goldsolreaktion nach C. Lange	48
20.	Schema zur Mastixreaktion nach Jacobsthal und Kafka	51
21.	Schema zur Paraffinreaktion	53
22.	Bestimmung der Senkungsgeschwindigkeit	54
23.	Mikromethode nach Müller-Scheven	55
24.	Herzpunktion des Meerschweinchens	57
25.	Vergleichsagglutinoskop	66
26.	Blutgruppen	72
27.	Mastixreaktion normal	79
28.	Goldsolreaktion normal	79
29.	Paraffinreaktion normal	79
30.	Kurven des Normalliquor mit Blutbeimengung	80
31.	Mastixreaktion. Paralyse	84
32.	Goldsolreaktion. Paralyse	84
33.	Paraffinreaktion. Paralyse	84
34.	Änderung der Normomastixreaktion nach Malariabehandlung	85
35.	Normomastixkurven von Paralyseliquor mit Blutzusatz	86
36.	Mastixreaktion. Lues cerebri	87
37.	Goldsolreaktion: Lues und Lues cerebri	88
38.	Paraffinreaktion: Lues und Lues cerebri	88
39.	Mastixreaktion: Lues	89
40.	Mastixreaktion. Meningitiskurve	94
41.	Goldsolreaktion. Meningitiskurve	94
42.	Paraffinreaktion. Meningitiskurve	94

I. Technik der Entnahme der Körperflüssigkeiten.

A. Blut.

Allgemeine Vorbemerkungen.

Die Entnahmeart des Blutes richtet sich nach den beabsichtigten Untersuchungsmethoden und den äußeren Bedingungen. So wird man zu rein serologischen Zwecken sich vor allem der Venenpunktion bedienen, während z. B. zur Feststellung des Blutbildes, meist auch zur Bestimmung der Blutgerinnungszeit, der Blutstropfen aus Fingerbeere oder Ohrläppchen benutzt wird. Handelt es sich um Kinder oder sehr fettreiche Personen, so ist die Saugglockenmethode vorzuziehen. Bezüglich der Zeit der Blutentnahme empfehlen sich, besonders wenn das Serum auf Fermente untersucht oder das Blutbild festgestellt werden soll, die Morgenstunden vor Einnahme des 1. oder 2. Frühstücks. Auch forsche man nach vorausgegangenen Medikationen, die eventuell den Ausfall der Reaktion beeinflussen können.

Die Gewinnung von Blutplasma wird auf S. 4 beschrieben.

a) Venenpunktion. Sie wird am besten an den Venen der Ellenbogenbeuge vorgenommen, doch eignen sich, wenn hier der Eingriff nicht angängig ist, auch andere größere Venen der Extremitäten zum Einstich. Vorher besichtigt man das Gebiet, wo man die Punktion machen will, und sucht sich die bestgefüllte Vene aus; man bevorzuge die linke Ellenbogenbeuge und nehme nur die rechte, wenn die Venen an dieser Seite besser zutage treten. Sind die Venen nicht zu sehen, so sind sie oft durch Palpation gut zu fühlen[1]).

---

[1]) Im Notfalle können auch Venen anderer Körperteile, z. B. der Beine, in Betracht kommen.

Der **Eingriff** selbst beginnt mit der Stauung der Venen. Wird der Einstich an einer der Venen der Ellenbogenbeuge vorgenommen, so staue man mittels einer Gummibinde, eines Esmarchschen Schlauches oder im Ermangelungsfalle eines Handtuches den Oberarm. Die Stauung darf nicht so stark sein, daß der Arterienpuls (zu prüfen an der Radialarterie) durch sie verändert wird. Die Eingriffsstelle wird dann mit Alkohol und Äther gewaschen; durch Betupfen mit einem Äther-, Xylol- oder Toluolbausch treten meist die Venen besser hervor. Die zum Einstich verwendeten Hohlnadeln sollen nicht zu lang, müssen aber genügend weit sein und eine gut geschliffene Spitze haben. Viel verwendet werden Nadeln, die eine Handhabe besitzen, um möglichst parallel mit der Haut eingeführt werden zu können. Von manchen Autoren werden Nadeln bevorzugt, an die sich eine Luersche Spritze ansetzen läßt zur direkten Aufnahme des Blutes und eventuellen Aspiration[1]).

Der **Einstich** erfolgt aus praktischen Gründen so, daß die Spitze der Nadel proximal, ihre Ausflußöffnung distal gerichtet ist; die Nadel werde möglichst flach und parallel zur Haut gehalten; ist die Vene nicht sichtbar, so palpiert und fixiert hierbei der Finger die Vene. Das Blut läßt man direkt in sterile, auf jeden Fall aber trockene Reagenz- oder Zentrifugierröhrchen einfließen. Ist genügend Blut entnommen, dann zieht man die Nadel heraus, komprimiert die Einstichstelle mit einem Tupfer und läßt zu gleicher Zeit die Stauungsbinde lösen. Durch weitere Kompression der Einstichstelle und Hochheben des Armes läßt sich eine eventuelle Nachblutung leicht stillen; die Einstichstelle wird dann durch ein Gazestückchen und Leukoplast verschlossen.

b) Entnahme kleiner Blutmengen aus Fingerbeere oder Ohrläppchen. Über diese allgemein geübte Methode nur wenige Worte. Die Fingerbeere wird mit Alkohol und Äther gereinigt. Gut ist es, vorher die Hand nach einem lauen Bade zu massieren, um aktive Hyperämie zu erzeugen. Der Einstich erfolgt am besten mit einer Lanzette oder einer Franckeschen Nadel, im Notfalle auch mit

---

[1]) Es gibt auch verschiedene Apparaturen, bei denen die Punktionsnadel mit dem Aufnahmegefäß fest verbunden ist.

dem Skalpell. Die ersten Tropfen eignen sich besonders zur Hämoglobinbestimmung und Blutkörperchenzählung, während zur Untersuchung der Gerinnungszeit besser die späteren, mit Gewebsteilen nicht mehr vermengten Tropfen genommen werden.

Die Einstichöffnung wird nach Kompression mit Pflaster verschlossen.

Die Entnahme aus dem Ohrläppchen geschieht in ähnlicher Weise. Hier kann man durch Kompression der Ohrwurzel etwas Stauung erzeugen. Will man auf Blutgerinnungszeit untersuchen, so ist es gut, den Einstich so zu machen, daß die Tropfen direkt auf den Objektträger bzw. in das Aufnahmegefäß fallen, ohne vorher über die Haut zu laufen. Im übrigen verläuft diese Entnahmeart ebenso wie jene aus der Fingerbeere.

c) **Saugglockenmethode.** Die Methode wird besonders dann bevorzugt, wenn größere Blutmengen gebraucht werden und eine Venenpunktion nicht möglich ist. An einer größeren Hautfläche (Rücken- oder Glutäalgegend) werden mit einem Skalpell oberflächliche Skarifikationsschnitte gezeichnet; diese dürfen in ihrer Gesamtheit das Areal der Stauungsglocke nicht überschreiten, sollen innerhalb derselben aber möglichst dicht aneinanderliegen. Diese oberflächlichen Schnitte können auch mit dem Schnepper ausgeführt werden, wobei man das Instrument mehrmals und in verschiedener Richtung aufsetzt. Gut ist es, vor Ausführung der Skarifikation mit der Saugglocke bereits eine leichte Stauung auszuführen. Es wird dann der in Abb. 1 dargestellte Apparat[1] aufgesetzt, der

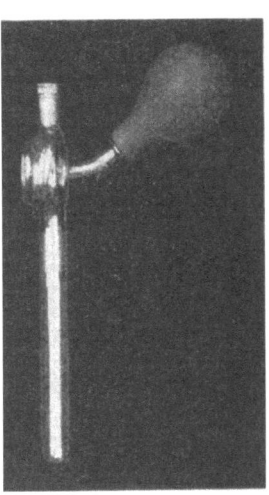

Abb. 1. Saugglocke zur Blutentnahme (modifiziert von Kafka).

---

[1] Zu erhalten in der dargestellten Form bei A. Dargatz, Hamburg, Pferdemarkt.

4 Technik der Entnahme der Körperflüssigkeiten.

natürlich steril sein soll. Durch die Luftverdünnung wird das Blut aus den Skarifikationsstellen aspiriert und fließt in das Reagenzglas ab, das man nach beendigtem Eingriff abnimmt und verschließt. Die Blutstillung erfolgt durch Kompression, dann Gaze- u. Pflasterverband.

d) **Plasmagewinnung.** Man stellt erst eine 5%ige Lösung von Natrium citricum in 0,9%iger NaCl-Lösung her. Davon werden 2,5 ccm in ein weites Röhrchen gefüllt, das bei 10 ccm einen Eichstrich hat. Nun läßt man das durch Venenpunktion gewonnene Blut unter Schütteln des Röhrchens bis zum Eichstrich in die Natrium-citricum-Lösung eintreten. Man kann sich dazu der von mir konstruierten kleinen Apparatur bedienen, die das Schütteln erleichtert (Abb. 2). Es muß darauf geachtet werden, daß das zur Plasmagewinnung gebrauchte Blut vor dem übrigen entnommen wird. Weitere Bearbeitung S. 10.

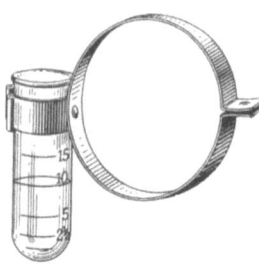

Abb. 2. Apparatur zur Blutplasmagewinnung nach Kafka.

B. Liquor.
1. Lumbalpunktion.

Die Entnahme der Rückenmarksflüssigkeit geschieht durch die Lumbalpunktion. Diese kann im Sitzen oder in Seitenlage ausgeführt werden: da es bei der Lumbalpunktion im Sitzen schneller zur Druckherabsetzung kommt, soll sie im allgemeinen nur da angewendet werden, wo eine Vermehrung des Druckes von vornherein anzunehmen ist. Andererseits ist es oft nötig, bei schwachem Drucke aus der Seitenlage in die Sitzstellung überzugehen; hierbei ist aber große Vorsicht angebracht; der Übergang aus einer Lage in die andere darf nur langsam erfolgen und die Rückenmarksflüssigkeit soll dann nur tropfenweise abgelassen werden. Wird die Lumbalpunktion im Sitzen vorgenommen, dann muß der Kranke sich stark nach vorne beugen und den unteren Teil der Rückenwirbelsäule deutlich hervortreten lassen; dies wird am besten dadurch erleichtert, daß die Pflegeperson unter den Achseln durchgreift und das nach Außendrücken der unteren Rückenwirbelsäule unterstützt. Bei der Lumbalpunktion in Seitenlage liegt der Patient am besten auf seiner linken Seite, er beugt sich möglichst vor und zieht zugleich die Knie hoch, dabei drückt er die untere Rückenwirbelsäule heraus. Auch hier kann durch geeignete Haltung der Pflegepersonen besonders bei unruhigen Kranken die Punktion erleichtert werden. Bei ruhiger und entsprechender Haltung des Kranken stellt die Lumbalpunktion einen unschwer ausführbaren Eingriff dar; sind jedoch die Dornfortsätze nicht leicht zu tasten, ist

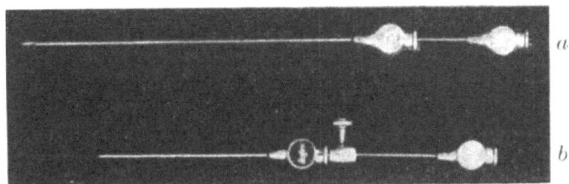

Abb. 3. Kanülen nach Wechselmann.
a Original.   b modifiziert.

der Kranke ängstlich und unruhig, so gehört viel Übung dazu, um eine erfolgreiche, vor allem auch unblutige Lumbalpunktion zu ermöglichen. Als Entnahmenadeln werden Kanülen von etwa 12 cm Länge verwendet, die in verschiedener Form im Gebrauch sind. Sie sollen eine möglichst scharfe Spitze haben, vor allem, weil der Schmerz, den beim Versuche des Durchstechens der Haut eine stumpfe Kanüle hervorruft, den Kranken oft zum Ausweichen veranlaßt; sie sollen nicht zu dick sein, weil sonst leicht Gefäße verletzt werden; da in den meisten Fällen die Gefahr der Gerinnung bei zu enger Kanüle ja nicht in Betracht kommt, sollen die Nadeln daher prinzipiell möglichst dünn sein. Es gehört freilich zum Arbeiten mit dünnen Kanülen größere Übung, weil sie sich leicht verbiegen. Dies gilt besonders für die durch Ausglühen sterilisierbaren Platiniridium- und Tantalnadeln. Zur Vermeidung des Meningismus sind die Kanülen nach Wechselmann (Abb. 3a) zu empfehlen.

6   Technik der Entnahme der Körperflüssigkeiten.

Es wird mit der dicken Nadel eingestochen und dann mit der dünnen die Lumbalpunktion ausgeführt. Zur besseren Hand-

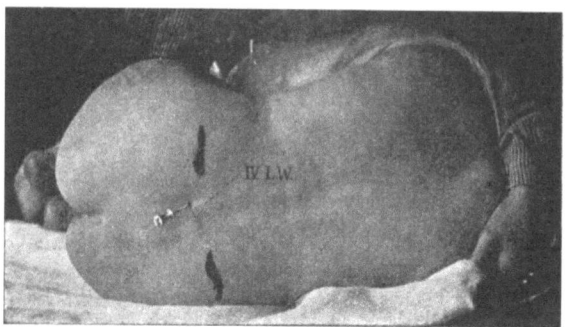

Abb. 4.   Lumbalpunktion im Liegen.

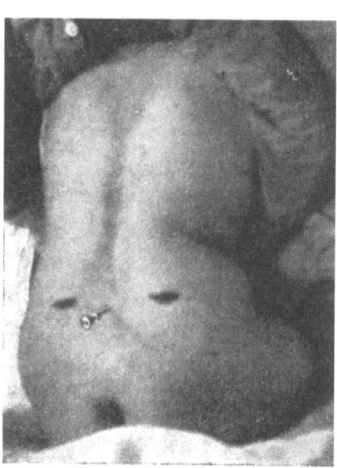

Abb. 5.   Lumbalpunktion im Sitzen.

habung habe ich eine kleine Arretierung anbringen lassen (Abb. 3b).

Der Eingriff selbst wird nun so ausgeführt, daß man sich das Operationsgebiet in der Weise markiert, daß man die höchsten Punkte der Darmbeinkämme durch Jodtinkturstriche bezeichnet (siehe auch für das Weitere die beiden Abbildungen 4 u. 5). Verbindet man beide Stellen, so trifft die Linie meist den Dornfortsatz des IV. Lendenwirbels. Man kann in dem Zwischenbogenraum darüber und darunter den Eingriff vornehmen. Es wird dann das betreffende Gebiet gewaschen, eventuell rasiert, mit Alkohol und Äther sterilisiert; bei ängstlichen Personen kann nun

Liquor. 7

durch einen Chloräthylspray die Einstichstelle unempfindlich gemacht werden[1]). Der Einstich selbst ist bei der Lumbalpunktion im Sitzen am besten in der Medianlinie zu machen, wobei die Nadel fast horizontal und mit einer kleinen Wendung nach oben gehalten wird. Bei der Punktion im Liegen kann man in der Mittellinie und auch seitlich eingehen, in ersterem Falle wird die Nadel etwa im Winkel von 70^0 zum Rücken gehalten, im anderen Falle muß die Nadel auch medianwärts gewendet sein. Man fühlt nun den ersten Widerstand beim Durchstechen der Bänder zwischen den Dornfortsätzen, den zweiten beim Durchstechen der Hinterfläche der Dura. Dabei darf man nirgends einen knöchernen Widerstand gefühlt haben und die Nadel muß fest im Rücken stecken, während sie, wenn die Nadel sich nicht im Duralsack befindet, sich meist deutlich auf- und abwärts bewegen läßt. Man zieht nun den Mandrin aus der Nadel; kommt keine Flüssigkeit und hat man doch das Gefühl, an der richtigen Stelle zu sein, dann kann Drehen der Nadel oder ein leichtes Herausziehen derselben Liquor zutage fördern. Sind die ersten Tropfen blutig, so können die weiteren spontan klar werden, oder aber Manipulationen, wie oben geschildert (leichtes Hineindrücken oder Herausziehen, Drehen der Nadel), führen zum Erscheinen von klarem Liquor. Auch muß der Kranke während der Punktion stille halten, weil sich sonst ebenfalls bei der Unruhe des Kranken Blut zur Rückenmarksflüssigkeit mengen kann. Blutiger Liquor kann zu verschiedenen Zwecken benutzt werden; benötigt man dringend klare Flüssigkeit, dann kann man noch zum Ziele kommen, wenn man oberhalb der Stelle, an der blutiger Liquor ausgetreten ist, noch einmal einsticht. Es ist daher zweckmäßig, in solchen Fällen die erste Punktion von vornherein möglichst tief zu machen. Der Kranke soll nach der Punktion in horizontale Lage gebracht werden und in derselben mindestens 24 Stunden verweilen. Etwaige Beschwerden nach der

---

[1]) Von manchen Ärzten wird vor der eigentlichen Lumbalpunktion mit dem Skalpell an der Einstichstelle ein kleiner Einschnitt gemacht. Dieser verhindert stärkere Verschiebungen der Nadel durch Hautfalten nach vollzogenem Einstich und fördert die Sterilität, ist aber nur bei ruhigen Kranken zu empfehlen.

8   Technik der Entnahme der Körperflüssigkeiten.

Lumbalpunktion werden durch Verlängerung der Bettruhe bei Hochlagerung der Füße, kleine Dosen von Pyramidon und Psychotherapie, nach Nonne dadurch, daß man die der entnommenen Liquormenge gleiche Dosis Luft einbläst, meist leicht behoben.

2. Zisternenpunktion.

Sie kann im Liegen oder Sitzen erfolgen. Im ersteren Fall liegt der Patient in rechter Seitenlage, der Kopf soll leicht gebeugt sein, wobei er gestützt wird. Man palpiert nun die Gegend und gleitet dabei von der Protuberantia occipitalis externa in der Medianlinie nach abwärts, bis

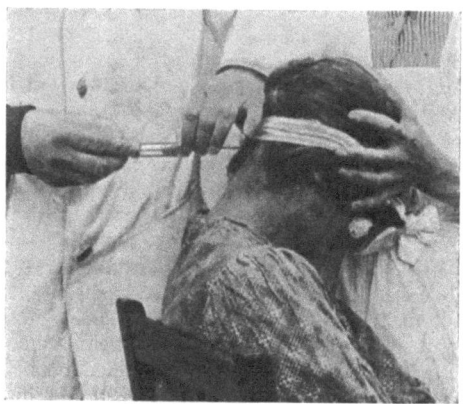

Abb. 6. Zisternenpunktion im Sitzen.

man in die Suboccipitalgrube dringt und deutlich den Processus spinosus des Epistropheus fühlt (Wartenberg). Die Punktion muß genau in der Medianlinie erfolgen. Oberhalb des unteren knöchernen Randes der Suboccipitalgrube, der vom Epistropheusdorn gebildet, sticht man ein, wobei man sich auf letzteren stützt. Man hält dabei die Nadel schräg nach oben gegen die untere Fläche des Hinterhauptsbeines. Hat man den Knochen erreicht, dann wird der Griff der Nadel gehoben und man stößt in der Richtung auf das Foramen magnum gegen den

Knochen, bis man den elastischen Widerstand der Membrana atlanto-occipitalis fühlt, die durchbohrt werden muß. Es kommt dann Liquor. Bei der Zisternenpunktion im Sitzen muß wegen des negativen Druckes aspiriert werden. (Abb. 6.) Oder aber man palpiert nach Eskuchen von der Protuberantia occipitalis aus hart am Knochen bis zu der Stelle, wo der Finger durch das Ligamentum nuchae vom Knochen abgedrängt wird; hat man dann auch den Dorn des Epistropheus, so sticht man in der Mitte zwischen den beiden Punkten ein in Richtung auf das vermutete Ende der Hinterhauptsschuppe. Fühlt man Knochen, so hebt man den Nadelgriff etwas und tastet sich am Knochen bis zum Foramen magnum.

Als Nadeln dienen dünne Lumbalpunktionsnadeln; Markierungen sind nicht nötig.

Die Zisternenpunktion hat neben ihrer theoretischen Bedeutung den praktischen Vorteil gegenüber der Lumbalpunktion, daß sie nie von Meningismus gefolgt ist; ein Nachteil ist die größere Gefährlichkeit.

II. Untersuchungsmethoden.

Einleitung.

Das Blut, das aus der Vene in die Reagenzröhrchen geflossen ist, muß zum Zwecke der Serumgewinnung, zur Gerinnung und zur geeigneten Auspressung von Serum bei Zimmertemperatur (oder bei niedrigerer Temperatur, 10—15°) stehengelassen werden. Ist es geronnen, so muß der Blutkuchen mit einem sterilen Glasstab oder einem ausgeglühten Platinspatel von der Wand des Glases abgelöst werden. Es ist gut, diese Manipulation, falls nötig, noch mehrmals zu wiederholen, damit eine einwandfreie Serumgewinnung möglich ist. Beim Transport von Vollblut soll jedes Schütteln vermieden werden, weil sonst die Umwandlung des Fibrinogen in Fibrin behindert werden, oder, was oft der Fall ist, Autohämolyse auftreten kann. Soll das Serum schnell gewonnen werden, so muß nach Ablösung des Blutkuchens zentrifugiert werden, und zwar so lange, bis sich nach neuerlichem Zentrifugieren keine Blutkörperchen mehr absetzen. Die hierbei auftretenden autohämolytischen Vorgänge spielen, wenn sie sehr geringgradig sind und das gewonnene Serum seine normale Farbe besitzt, meist keine Rolle. Sind aber solche durch die rötliche Verfärbung des Serums erkennbar, so ist es für biochemische Zwecke nicht mehr verwendbar, für biologische (Wa.-R.) jedoch, wenn die Autohämolyse nicht zu stark ist, brauchbar; doch besteht die Gefahr der Selbsthemmung. Trübungen des Serums sind meist dadurch hervorgerufen, daß das Blut nach einer Mahlzeit entnommen worden war; für die Abderhaldensche Reaktion sind solche Sera weniger brauchbar. Man achte überhaupt vor Anstellung von Untersuchungen auf das Aussehen des Serums und seine Farbe. Zur Plasmagewinnung wird das Zitratblut stehen gelassen und dann gut zentrifugiert. Das Plasma läßt sich dann leicht von dem aus den Blutkörperchen bestehenden Bodensatz abgießen. Treten in dem so gewonnenen Plasma etwa Flocken auf, so ist es für die meisten Labilitätsreaktionen (s. S. 19) nicht verwendbar.

Auf das Aussehen ist besonders bei der Rückenmarksflüssigkeit zu achten. Da diese normalerweise farblos, wasserklar ist und nicht gerinnt, so zeigen uns die Veränderungen dieser drei Faktoren, wenn sie nicht durch einen technischen Fehler bei der Punktion hervorgerufen worden sind, krankhafte Störungen an. Darüber wird Näheres im dritten Teile berichtet. Ist der Liquor durch ein Versehen mit Blut gemischt, so kann er trotzdem noch zu verschiedenen Reaktionen gebraucht werden. Es ist zweckmäßig, sich bei der Entnahme des Liquors die einzelnen Röhrchen zu numerieren.

A. Mikroskopische Methoden.

1. Färbung der Blutzellen.

Man kann Objektträger- oder Deckglaspräparate herstellen. Im ersteren Fall wird der auf den Objektträger aufgenommene Blutstropfen durch einen zweiten, schräge aufgesetzten geschliffenen Objektträger oder ein Deckglas vorsichtig ausgestrichen, im zweiten Falle wieder ein kleinerer Blutstropfen auf das gut gereinigte Deckglas aufgenommen und dieses nach Pappenheim mit dem Tropfen nach unten auf ein zweites Deckglas fallen ge-

Färbung der Blutzellen.

lassen. Sind die Präparate lufttrocken geworden, so kann man zur Fixation und Färbung schreiten. Hier seien nur drei praktisch wichtige Färbe- (und zugleich Fixations-) methoden besprochen, die nach Jenner-May, das abgekürzte Verfahren der kombinierten May-Giemsa-Methode nach Pappenheim, sowie die Methode nach Deussing zur Schnellfärbung.

a) Färbung nach Jenner-May.
1. Färbung in May-Grünwald-Lösung 3—5 ^{m}.
2. Abgießen der Flüssigkeit.
3. Differenzieren in destilliertem Wasser, dem einige Tropfen der Farblösung zugesetzt sind, 1 ^{m}.
4. Trocknen.
5. Einschließen in Kanadabalsam.

b) May-Giemsa-Schnellfärbung nach Pappenheim. Man mischt 1 ccm Giemsa-Lösung alt (1,5 neu), 1 ccm May-Grünwald-Lösung und 0,2 cmm Aceton purissimum.
1. Fixieren mit dieser Lösung 3 ^{m}.
2. Färben in derselben durch Zusatz von Aqua dest. $\widehat{aa}$ 12—14 ^{m}.
3. Abwaschen.
4. Trocknen.
5. Kurz mit absolutem Alkohol übergießen oder darin herumschwenken und dann abtropfen lassen.
6. Trocknen.
7. Einbetten.

c) Schnellfärbung nach Deussing[1]). Das Präparat wird vollständig in dicker Schicht mit May-Grünwald-Lösung bedeckt und so 2 Minuten fixiert. Dann werden 10—15—20 Tropfen unverdünnter Giemsa-Lösung direkt in die auf dem Präparat stehende Farblösung unter Verteilung über das ganze Präparat hineingetropft. Hierauf gibt man so viel destilliertes Wasser in den Farbtrog, daß das Präparat gerade bedeckt ist, schüttelt gut um, läßt stehen, schüttelt wieder. Nach 2—3 Minuten wird die Farbflüssigkeit abgegossen, durch destilliertes Wasser ersetzt, gut umgeschüttelt, das destillierte Wasser ein- oder mehrmals erneuert, bis das Präparat leuchtend rot ist. Trocknen mit Fließpapier.

---
[1]) Deussing: Deutsche med. Wochenschr. 1918. Nr. 18. S. 494.

12 Untersuchungsmethoden.

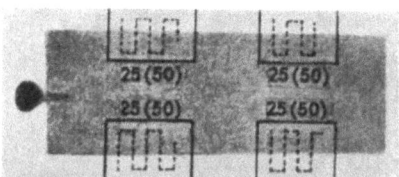

Abb. 7. „Vierfeld-Mäandermethode" am randfreien Ausstrich nach V. Schilling.

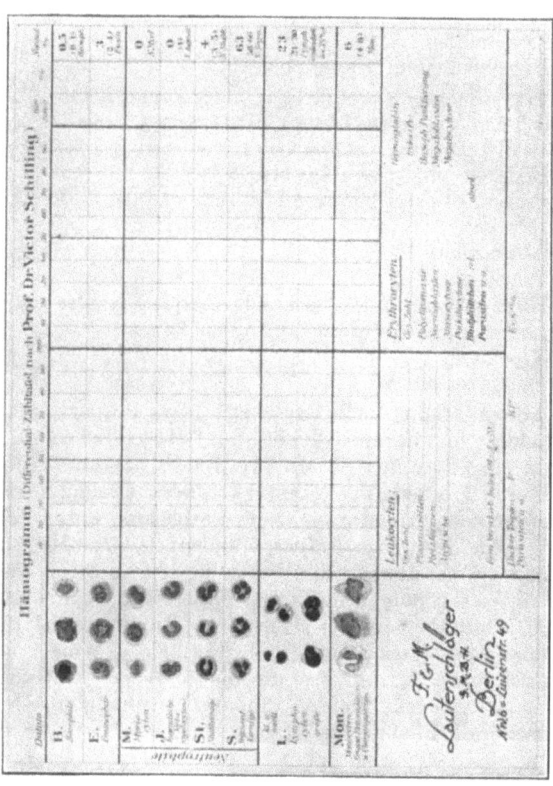

Abb. 8. Differentialzähltafel nach V. Schilling.

d) **Haemogramm nach Schilling**[1]). V. Schilling hat die Technik und Diagnostik des Blutbildes nach allen Richtungen hin verfeinert, ganz besonders aber die Differential-Leukozytenzählung. Zur Zählung empfiehlt er die „Vierfeld-Mäandermethode", die ohne weiteres aus der Abb. 7 verständlich ist. Die weißen Zellen werden nun unter Zuhilfenahme der Differentialzähltafel (Abb. 8) differenziert. Hierbei werden die neutrophilen Zellen nach der Kernform in Segmentkernige, Stabkernige, Jugendliche und eventuell Myelozyten gesondert. Die übrige Zählung erfolgt wie sonst. Auch die anderen Teile der Zähltafel sind auszufüllen. Speziell ist zu empfehlen auch einen „dicken Tropfen" anzusetzen. Es werden zwei größere Tropfen auf einen Objektträger aufgenommen und auf etwa Pfenniggröße ausgebreitet. Sie müssen sorgfältig getrocknet werden (nicht über der Flamme). Sie werden nun mit Giemsagemisch begossen, und nach 3 Minuten wird neue Farblösung vorsichtig seitlich zugegossen, während die alte abfließt. Nach 25 Minuten wird mit Aqua dest. gespült und getrocknet. Abgesehen von der Feststellung von Blutparasiten auf diesem Weg, läßt sich im dicken Tropfen die Polychromasie ($P.$) und die basophile Punktierung ($B. P.$) deutlich nachweisen und ihre Stärke durch Pluszeichen kennzeichnen. Die voll ausgefüllte Zähltafel stellt das Hämogramm dar.

2. Zählung der Liquorzellen nach Fuchs und Rosenthal[2]) (Modifikation nach Kafka)[3]).

Von Fuchs und Rosenthal ist die für das Blut in Verwendung stehende Mischpipetten-Zählkammer-Methode in modifizierter Weise auch für die Rückenmarksflüssigkeit empfohlen worden. Man bedient sich der Mischpipette für weiße Blutzellen, saugt möglichst sofort nach der Liquorentnahme bis zur Marke 1 Zählflüssigkeit (4—5%ige Essigsäure und Methylviolett), bis zur Marke 11

---

[1]) V. Schilling: Das Blutbild und seine klinische Verwertung. Jena: Gustav Fischer. 1924.
[2]) Fuchs und Rosenthal: Wiener med. Presse 1904, 44—47.
[3]) Kafka: Monatsschr. f. Psychiatr. u. Neurologie Bd. 27. 414. 1910. Münch. med. Wochenschr. 1915. Nr. 4. S. 105—108.

14   Untersuchungsmethoden.

Liquor auf, mischt, wie schon beschrieben, und beschickt damit eine Zählkammer, die in ihrer Feldereinteilung und Höhe anders gebaut ist als die Thoma-Zeißsche (Abb. 9). Die Höhe ist 0,2 mm, die Einteilung besteht aus 16 großen Quadraten, die wieder in 16 kleine Quadrate geteilt sind, deren jedes die Größe von 16 kleinsten Quadraten ($^1/_{400}$ qmm) der Thoma-Zeißschen Kammer hat. Die Größe des gesamten Zählnetzes ist 16 qmm, die Tiefe der Kammer 0,2 mm, der Rauminhalt ist daher 3,2 cmm.

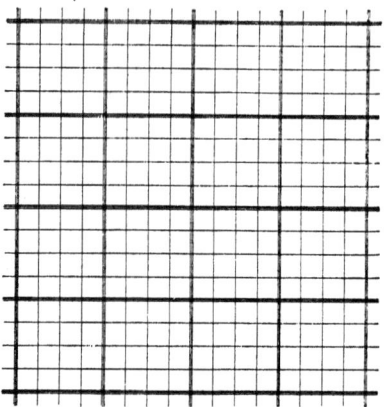

Abb. 9. Zählnetz nach Fuchs-Rosenthal. (12fache Vergr.)

Wenn die ganze Kammer durchgezählt ist, muß die gewonnene Zahl also durch 3,2 dividiert und mit $^{11}/_{10}$ (der Verdünnung) multipliziert werden, d. h. in der Praxis durch 3 dividiert werden. Da das Arbeiten mit der Mischpipette zeitraubend ist, außerdem jeder Liquor wegen der Labilität der Zellen sofort mit einem Fixiermittel versetzt werden muß, geht Kafka so vor, daß er sofort nach der Liquorentnahme mittels Kapillarpipette 10 Tropfen Liquor (bei unblutigem Liquor möglichst die ersten) in ein Gläschen bringt und mit derselben Pipette einen Tropfen der Mischflüssigkeit hinzusetzt. Auf solche Weise werden meist auch geringere Liquormengen gebraucht als mit der Mischpipette, und der vorbehandelte

Liquor kann nun jeder Zeit gezählt werden (wobei das
Aufschütteln oder Aufmischen nicht vergessen werden
darf). Außerdem ist diese Manipulation dann notwendig,
wenn der Liquor zur Untersuchung in ein Laboratorium
geschickt wird. Es wird dann das Röhrchen, das das
Liquoressigsäuregemisch enthält, verkorkt und mit dem
übrigen Liquor versendet.

Bemerkt muß noch werden, daß man die als Mischflüssigkeit dienende Essigsäure genügend stark nehmen
muß und die Menge der zugesetzten Methylviolettlösung
nicht zu groß, da sonst die roten Blutkörperchen sich blau
färben. Auch darf bei Kafkas Modifikation das Schütteln
nach Zusatz der Essigsäure nicht vergessen werden (es
kann durch Rühren mit einem Glasstäbchen ersetzt
werden).

Ist der Liquor blutig, so ist es zweckmäßig, um doch
ein Zählresultat zu erhalten, einen Tropfen Kochsalzlösung zur Rückenmarksflüssigkeit hinzuzusetzen, rote
und weiße Zellen zu zählen, ihr Verhältnis zu bestimmen
und mit jenem im Blut zu vergleichen.

3. Färbung der Liquorzellen.

a) „Französische Methode"[1]). 3—5 ccm der Rückenmarksflüssigkeit werden in einem sterilisierten Zentrifugenglas mit Hilfe einer schnellaufenden Zentrifuge
durch 10 Minuten zentrifugiert. Das Gläschen wird dann
umgekehrt, der Liquor auslaufen gelassen und der Rückstand mit einer Kapillarpipette aufgenommen. Dieser
wird nun mit der Pipette auf 3 oder 4 Objektträger verteilt, und zwar in der Form von Tropfen, die nicht größer
sein dürfen als 2—3 qmm. Ist das Präparat lufttrocken
geworden, wird es noch bei 37° getrocknet, mit Äther-
Alkohol fixiert und mit Eosin-Hämatoxylin, Thionin,
Methylenblau oder Triazid gefärbt.

b) **Methode nach O. Fischer**[2]) **und V. Kafka**[3]). Der
Liquor wird in Zentrifugiergläschen aufgenommen, die
auf 3 ccm geeicht sind. Man läßt nun die Rückenmarksflüssigkeit bis zum Eichstrich eintreten und fügt 3 Tropfen

---
[1]) Widal, Sicard und Ravaut: Gaz. hebd. des méd. Bd. 7, S. 77. 1901.
[2]) O. Fischer: Jahrb. f. Psychiatr. u. Neurol. Bd. 27. 1906.
[3]) Kafka: Monatsschr. f. Psychiatrie u. Neurol. Bd. 27, S. 414. 1910.

filtrierten Formols hinzu. Nach 20 bis 30 Minuten Zentrifugieren wird der Liquor abgegossen, und bei verkehrt gehaltenem Gläschen der in der Spitze des Gläschens enthaltene Rückstand mit einer Kapillarpipette gut durchgerührt und aufgesaugt. Er wird dann zu gleichen Teilen auf 2 Deckgläschen verteilt und auf die Fläche und Figur eines Quadratzentimeters verstrichen (man zeichnet sich zweckmäßigerweise vorher auf eine weiße Unterlage ein Quadrat von 1 cm Seitenlänge auf). Sind die Präparate lufttrocken, so werden sie mit Methylalkohol fixiert, dann mit Hämatoxylin Delafield (nicht zu lange) gefärbt, durch schnelles Hindurchziehen durch Salzsäurealkohol (99 Teile 70%iger Alkohol, 1 Teil Salzsäure) differenziert, mit dünner wässeriger Eosinlösung sehr kurz nachgefärbt.

c) **Methode nach Alzheimer**[1]). 5 ccm Liquor werden in 10—15 ccm 96%igem Alkohol aufgefangen. Es entsteht ein Eiweißniederschlag, der die Zellen mitreißt. Nach gutem Zentrifugieren ($^3/_4$ Stunden) wird der über dem Koagulum stehende 96%ige Alkohol durch absoluten ersetzt, dann durch Äther-Alkohol, schließlich durch Äther. Hierauf wird das Koagulum aus dem Gläschen genommen, in Zelloidin eingebettet, auf einen Klotz aufgeklebt und mit dem Mikrotom geschnitten. Gefärbt wird mit Methylgrün-Pyronin oder mit polychromsaurem Methylenblau.

d) **Methoden nach Szésci**[2]). Der Liquor wird in Zentrifugierröhrchen bis zu einer Marke aufgenommen, die der Eichung auf 3 ccm entspricht. Dann wird 15 Minuten mit einer Wasserzentrifuge, die 1800—2000 Umdrehungen in der Minute macht, zentrifugiert. Nach Abgießen der Flüssigkeit wird bei umgekehrter Haltung des Röhrchens der hängende Tropfen mittels einer frisch zubereiteten Kapillarpipette aufgenommen, wobei die Spitze des Zentrifugierröhrchens gut abgerieben wird. Der Inhalt des Röhrchens wird auf 3 Objektträger in 3 gleichen Teilen verteilt. Um die Ausbreitung der Zellen möglichst gleichmäßig zu machen, wird der Tropfen am Deckglas mit

---
[1]) Alzheimer: Zentralbl. f. Nervenheilk. u. Psychiatr. 1907. Nr. 739.
[2]) Szésci: Zeitschr. f. d. ges. Neurol. u. Psychiatr. Bd. 6, S. 5. 1911 und Bd. 9, S. 4. 1912.

Färbung der Liquorzellen.

einem am Ende zu einer Kugel zugeschmolzenen Kapillarröhrchen verrieben. Die Präparate kommen dann in den Thermostat (37° C) oder können, noch feucht, mit Formalindämpfen vorfixiert werden. Diese Vorfixation ist nicht zu empfehlen, wenn eine Färbung mit Methylgrünpyronin folgen soll. Szécsi schlägt 3 Färbungen vor:

a) **Methylgrünpyronin- (Pappenheim-) Färbung.**

1. Fixierung auf der Kowarskyschen Kupferplatte bei 120—130° C ($^1/_2$ Min.).
2. Fixierung mit Sublimatalkohol (Herstellung einer gesättigten Sublimatlösung mit heißer 0,8%iger Kochsalzlösung und Mischung mit absolutem Alkohol āā) durch $^1/_4$—$^1/_2$ Min.
3. Abgießen der Lösung vom Deckglas und Übergießen, mit destilliertem Wasser, dann mit Jodalkohol, schließlich mit absolutem Alkohol.
4. Färbung mit Methylgrünpyronin durch 5 Min.
5. Abwaschen in destilliertem Wasser und trocknen.
6. Entfärben in absolutem Alkohol.

b) **May-Giemsa-Färbung.**

1. Trocknen im Brutschrank bei 37°.
2. Fixierung mit May-Grünwald-Lösung 1 Min.
3. Zusatz von 10—12 Tropfen einer Giemsa-Lösung (Aq. dest. 10,0 + Giemsa alt 3 Tropfen oder Aq. dest. 10,0 + Giemsa neu 5 Tropfen) und Färben mit derselben durch 20 Sekunden.
4. Abgießen, abwaschen in destilliertem Wasser und trocknen.
5. Entfärbung durch Zusatz eines Tropfens Alkohol zum getrockneten Präparat.

c) **Leishman-Färbung.**

1. Trocknen im Brutschrank bei 37°.
2. Fixation mit Leishmanscher Mischung in der Kornettpinzette 40 Sekunden.
3. Abgießen der Flüssigkeit.
4. Färben mit frisch zubereiteter Lösung von 5 Tropfen Leishman auf 10 ccm destillierten Wassers im Blockschälchen 15—20 Sekunden.
5. Abwaschen in destilliertem Wasser.

18 Untersuchungsmethoden.

e) **Sedimentator nach Trömner**[1]). Trömner geht so vor, daß er das in Abb. 10 dargestellte Röhrchen („Sedimentator") mit Liquor beschickt, 10—15 Minuten zentrifugiert, die Flüssigkeit abgießt und das das Sediment tragende am Boden des Sedimentators befindliche Deckglas umgekehrt auf den Objektträger bringt. Markierung der Unterseite des Deckglases und Behandlung der Oberseite mit Eiweißglyzerin ist zu empfehlen. Färbung wie oben.

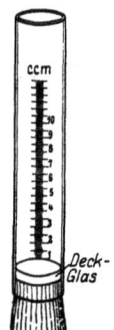

Abb. 10.
Sedimentator
n. Trömner.
(F. & M. Lautenschläger, Berlin).

4. Bakterienfärbung und Dunkelfeld.

Nach den oben beschriebenen Methoden der Zellfärbung ergibt sich auch für die Bakterienfärbung, daß man hier bis einschließlich zur Fixation in gleicher Weise vorgeht. Es können dann die aus anderen Gebieten bekannten Methoden, wie Ziehl, Gram u. a. ausgeführt werden.

Für bestimmte Zwecke (Spirochäten, Trypanosomen) empfiehlt sich die Besichtigung im Dunkelfeld, wobei der Liquor möglichst frisch untersucht werden soll. Auf die Technik des Dunkelfeldes, die praktisch erlernt werden muß, kann hier nicht eingegangen werden. Bezüglich Einzelheiten sei auf das Buch von Oelze „Untersuchungsmethoden und Diagnose der Erreger der Geschlechtskrankheiten" J. F. Lehmanns Verlag, München 1921 verwiesen.

B. Physikalisch-chemische Methoden.

1. **Bestimmung des Wasserstoffexponenten p_H im Liquor** (und in ungefärbten Körperflüssigkeiten) **nach Häbler**[2]). p_H wird exakt auf elektrometrischem Wege bestimmt. Viel verwendet wird auch die Indikatorenmethode nach Michaelis, von der mehrere Modifikationen und Vereinfachungen bestehen. Für approximative rein klinische Zwecke genügt die Methode von Häbler. Von den Indikatoren Kresolrot, α-Naphtholphthalein, Phenolrot,

---

[1]) Trömner: Münch. med. Wochenschr. 1923. Nr. 39, S. 1229.
[2]) Häbler: Münch. med. Wochenschr. 1906. Nr. 47, S. 1970.

Physikalisch-chemische Methoden. 19

Bromthymolblau, Neutralrot, Bromkresolpurpur, Methylrot, werden in eine Reihe von Röhrchen je 0,2 ccm der $^1/_{10}$ Verdünnug mit Alkohol pipettiert, dazu kommen 0,8 ccm destilliertes Wasser, dann wird in jedes Röhrchen von dem frisch entnommenen Liquor 0,1 ccm gegeben. Nach gutem Schütteln wird der Farbenumschlag abgelesen und nach beiliegender Tabelle 1 (S. 20) p_H bestimmt. Für genauere Versuche stellt man sich Pufferlösungen von bestimmten p_H her, versetzt sie mit dem Indikator und vergleicht mit den Röhrchen, die Indikator und Liquor enthalten. Die Herstellung der Pufferlösungen überschreitet die Grenzen dieses Buches; auch die Bestimmung des p_H im Serum ist nur mit Pufferlösungen möglich.

2. **Plasmalabilitätsreaktionen.** Die Prüfung der Plasmakolloide speziell der Eiweißkörper auf ihre Labilität kann auf verschiedene Weise vorgenommen werden. Hier sei nur auf die von H. Sachs[1] empfohlene, von F. Georgi[2] besonders durchgearbeitete, von uns[3] modifizierte Kochsalzflockung eingegangen.

Nachdem das Plasma durch Zentrifugieren frei von Blutkörperchen gemacht ist (es darf auch nicht hämalytisch sein), setzt man folgenden Versuch an:

a) Plasma 0,5   0,4   0,3   0,2   0,1
   0,9 % NaCl-Lösung . . . —   0,1   0,2   0,3   0,4
   26 % NaCl-Lösung . . . 0,5   0,5   0,5   0,5   0,5
b) Plasma 0,5   0,4   0,3   0,2   0,1
   0,9 % NaCl-Lösung . . . 0,5   0,6   0,7   0,8   0,9

Die Reihe b) dient als Kontrolle. Sofort nach dem Ansetzen des Versuches wird die Stoppuhr in Gang gesetzt und nach 5 Min., 10 Min., 15 Min., 20 Min. ca. auch 30 Min. abgelesen. Die Ablesung erfolgt im Vergleichsagglutinoskop (S. 66), und zwar in der Weise, daß immer ein Röhrchen des Hauptversuches und das entsprechende des Kontrollversuches sich im Agglutinoskop befinden. Dies ist deshalb notwendig, weil sich oft im Plasma eine feine Flockung findet, die ohne die Kontrollreihe evtl. als Kochsalzflockung aufgefaßt wird. Die Flockungsgrade nach

---
[1] H. Sachs: Berl. klin. Wochenschr. Bd. 58, S. 36. 1921.
[2] F. Georgi: Arch. f. Psych. Bd. 71, S. 55, 1924. Dtsche Zeitschr. f. Nervenheilkunde Bd. 81, S. 356. 1924.
[3] Kafka: Verhandlungen der Gesellschaft Deutscher Nervenärzte in Düsseldorf. 1926. S. 112.

Tabelle 1. p_H Bestimmung nach Häbler.

p_H	Kresolrot	d-Naphthol-phthalein	Phenolrot	mit Bromthymolblau (Eiweiß)	ohne Bromthymolblau	Neutralrot	Bromkresol-purpur	Methylrot
4,8	gelb	farblos	hellgelb	gelb	gelb	rosorot	gelb	rot
5,0	,,	,,	,,	,,	,,	,,	,,	rosa
5,3	,,	,,	,,	,,	,,	,,	,,	rosaorange
5,5	,,	,,	,,	,,	,,	,,	,,	orange
5,8	,,	,,	,,	,,	,,	,,	,,	,,
6,0	,,	,,	,,	,,	,, gelb grünlich	rosarötlich	schmutzig-gelb	gelborange
6,2	,,	,,	,,	,,	gelbgrün	,,	violettgelb	,,
6,4	,,	,,	,,	,, gelb-grünlich	,,	,,	rosaviolett	gelb
6,6	,,	,,	,,	gelbgrün	,,	rosa	,,	,,
6,8	,,	hellgrau	dunkelgelb	,,	grün	,,	hellviolett	,,
7,0	,,	hellrosa	orangegelb	grün	,, bläulich-grün	rosaorange	,,	
7,1	,,	,,			blaugrün	orange	,,	
7,2	gelborange	graurosa	orangerosa	,,	,,	,,	,,	
7,4	,,	,,	,,	,,	,,	orange-gelblich	,,	
7,6	orange	grau	rosaorange	bläulich-grün	,,	,,	violett	
7,8	,,	,, dunkel-grau	rosaviolett	blaugrün blau	,,	gelborange		
8,0	hellviolett	,,	,,		,,	gelb		
8,2	violett	graugrün	violettrot	,,	blau	,,		

verschiedenen Zeiten (auch die Flockungsart) werden protokolliert und evtl. kurvenmäßig aufgezeichnet. Es empfiehlt

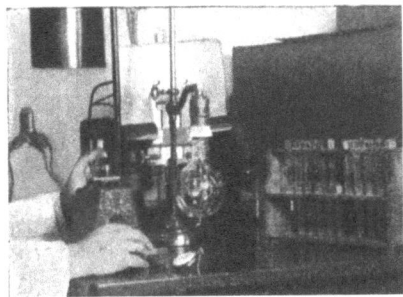

Abb. 11. Versuchsanordnung zur Plasmalabilitätsprüfung.

sich stets ein sicheres Normalplasma mitzuführen. Ein makroskopisch grobflockendes Plasma darf nicht verwendet werden. Versuchsanordnung in Abb. 11.

C. Chemische Methoden.

1. Gesamteiweißbestimmung im Liquor.

a) Volumetrische Methode nach Nissl[1]. (Modifikation von Kafka). Zu 2 ccm Liquor wird 1 ccm der Eiweißreagens nach Esbach im Nisslröhrchen (Abb. 12) hinzugesetzt. Diese Röhrchen müssen vorher gegeneinander geeicht sein, d. h. ihre Teilstriche müssen gleiche Mengen anzeigen, und mit Hilfe eiweißreicher Harne muß die Eichung der einzelnen Teilstrichs erfolgen, d. h. es muß genau festgestellt werden, welcher Eiweißkonzentration ein Teilstrich entspricht. Diese Röhrchen werden nun zentrifugiert und zwar durch eine vorher geprüfte Zeit. Vorteilhaft ist es, die gleiche Bestimmung in zwei verschiedenen Röhrchen vorzunehmen. Schließlich wird die Anzahl der Teilstriche abgelesen und mit der Eiweißkonzentration, der ein Teilstrich entspricht, multipliziert. Kafka[2]) hat ein Zentri-

---

[1]) Nissl: Zentralbl. f. Nervenheilkunde u. Psychiatrie 1904. S. 225. — Kafka und Rautenberg: Zeitschr. f. d. ges. Neurol. u. Psychiatrie Bd. 38, S. 4 u. 5. 353.
[2]) Kafka: Klinische Wochenschrift 1926. Nr. 44.

fugiergläschen konstruiert (Abb. 13), das genauere Ablesungen als das Nisslsche gestattet. Die Röhrchen werden zuerst gegeneinander geeicht, damit man erkennt, ob sie gleich zeigen. Dann wird für die Zentrifuge die Zeit bestimmt, die die Röhrchen brauchen, um einen stationären Niederschlag ohne Kompression anzuzeigen. Sie werden nun mit 0,6 ccm Liquor und 0,3 der Esbachlösung beschickt und die vorher bestimmte Zeit zentrifugiert. Um Prozentwerte zu bekommen, muß man mit einem Liquor von bekanntem Eiweißgehalt die Röhrchen eichen.

b) **Salpetersäureschichtprobe nach Roberts - Stolnikow - Brandberg - Zaloziecki**[1]). Der zu untersuchende Liquor wird zentrifugiert und 0,5 von diesem mit 4,5 physiologischer Kochsalzlösung verdünnt (1 : 10). Aus dieser Stammlösung werden nach dem umstehenden Schema (Tab. I) (Grahe) weitere Verdünnungen angesetzt und mit 0,5 konzentrierter Salpetersäure unterschichtet. Die Unterschichtung erfolgt mit fein ausgezogener Pipette von den schwächeren zu den stärkeren Konzentrationen. Die Berührungsfläche muß haarscharf sein. Zur Beurteilung des Eiweißgehaltes wird das letzte Röhrchen herangezogen, das nach 3 Minuten an der Grenzfläche einen schwachen, aber noch deutlichen Ring zeigt.

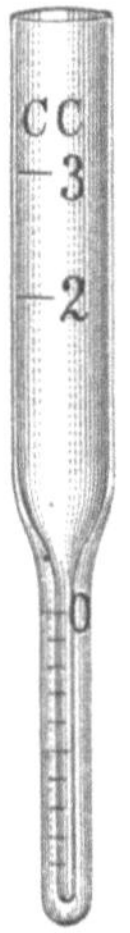

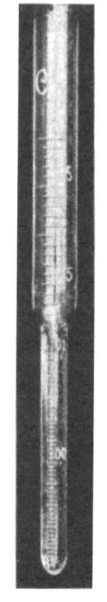

Abb. 12.
Nissl-Röhrchen.
(¹/₄ natürl. Größe.)

Abb. 13.
Nissl-Röhrchen, modifiziert n. Kafka.

Zur Beobachtung der Röhrchen empfiehlt Zaloziecki, sich einen lichtdichten, innen mit Tusche angeschwärzten Kasten (26 × 34 × 4) anzufertigen, der an der Schmalseite offen und mit einem der Stirne angepaßten Ausschnitt versehen ist. Diesem gegenüber sollen sich am Deckel in einer Reihe 7 Löcher befinden, in die die beschickten Röhrchen hineingesteckt werden. Das Ganze

---

[1]) Zaloziecki: Monatsschr. f. Psychiatrie u. Neurol. Bd. 26. 1909. — Deutsche Zeitschr. f. Nervenheilkunde Bd. 47 u. 48. S. 783. 1913.

Gesamteiweißbestimmung im Liquor. 23

wird nun derart unter eine Glühlampe gehalten, daß das jeweils zu beobachtende Röhrchen sich direkt unter der Lampe befindet. Die nach 3 Minuten eben sichtbare Ringbildung, die als Grenzverdünnung gilt, entspricht bei dieser Anordnung $1/_{60}\,^0/_{00}$ Eiweiß.

c) **Diaphanometrische Methode nach Mestrezat**[1]). Man stellt sich vor allem Vergleichsröhrchen her, indem man sich von einem eiweißreichen Urin, dessen Eiweißgehalt gewichtsanalytisch festgestellt worden ist, mit Kochsalzlösung derartige Verdünnungen ansetzt, daß die Flüssigkeiten einem Eiweißgehalt von 0,05, 0,1, 0,2, 0,3 .... bis 0,8 ‰ entsprechen. Je 2 ccm werden vorsichtig aufgekocht, mit 6 Tropfen Trichloressigsäure (1 : 3) versetzt

Tabelle 2. Schema nach Grahe (korrigiert).

Stammlösung 1 : 10 mit phys. Kochsalzlösung	Physiologische Kochsalzlösung	Entspricht einer Verdünnung von	Nach 3 Min. eben sichtbarer Ring entspricht einem Eiweißgehalt von ⁰/₀₀
0,5	0	1 : 10	$1/_6$
0,45	0,09	1 : 12	$1/_5$
0,4	0,2	1 : 15	$1/_4$
0,3	0,3	1 : 20	$1/_3$
0,2	0,4	1 : 30	$1/_2$
0,2	0,6	1 : 40	$2/_3$
0,1	0,4	1 : 50	$5/_6$
0,1	0,5	1 : 60	1
0,1	0,6	1 : 70	$1\,1/_6$
0,1	0,7	1 : 80	$1\,1/_3$
0,1	0,8	1 : 90	$1\,1/_2$
0,1	0,9	1 : 100	$1\,2/_3$
0,1	1,1	1 : 120	2
0,1	1,25	1 : 135	$2\,1/_4$
0,1	1,4	1 : 150	$2\,1/_2$
0,1	1,55	1 : 165	$2\,3/_4$
0,1	1,7	1 : 180	3

und wieder erhitzt. Nach dem Erkalten werden die Röhrchen zugeschmolzen und sterilisiert. Sie gelten dann als Testprobe für die zu prüfenden Rückenmarksflüssigkeiten. In diese wird das Eiweiß in gleicher Weise gefällt

---
[1]) Mestrezat: Le liquide céphalo-rachidien etc. Paris: Maloine 1912. S. 12.

Untersuchungsmethoden.

(2 ccm aufgekocht, mit 6 Tropfen Trichloressigsäure 1 : 3 versetzt und wieder erhitzt). Nach $^1/_2$ Stunde wird das Liquorröhrchen mit den Testproben verglichen. Dies geschieht am besten dadurch, daß man hinter die Röhrchen Streifen mit verschieden großem Drucke hält und jene auswählt, durch das die gleich große Schrift gelesen werden kann wie durch das Liquorröhrchen. Übersteigt die Eiweißmenge der Rückenmarksflüssigkeit 0,7—0,8°/$_{00}$, so ist es notwendig, den Liquor vorher zu verdünnen.

d) Methode nach Ravaut und Boyer[1]). In das mit Nr. 1 bezeichnete Röhrchen (Abb. 14) wird bis zur Marke CR Liquor, bis zur Marke R eine Lösung eingefüllt, die folgende Zusammensetzung hat: Krist. Salizylsäure 13 g, Schwefelsäure 15 ccm, destill. Wasser ad 100 ccm. In Röhrchen Nr. 2 wird eine Silbernitratlösung (0,25 g AgNO$_3$ auf 1000 g Wasser) bis zum Eichstrich Ag eingefüllt, hierauf bis zum Teilstrich NaCl 5%ige Kochsalzlösung hinzugefügt. Beide Röhrchen gut schütteln. Die entstandenen Trübungen werden gegen einen schwarzen Hintergrund in Augenhöhe beobachtet. Sind sie gleich, dann enthält der Liquor 1°/$_{00}$ Eiweiß. Ist Trübung in Nr. 1 schwächer, dann ist der Eiweißgehalt unter 1°/$_{00}$. Zur genaueren Bestimmung wird zu Röhrchen Nr. 2 tropfenweise 5% NaCl-Lösung zugesetzt, nach jedem Tropfen geschüttelt und beobachtet. Ist Gleichheit der Trübungen aufgetreten, liest man den Eiweißgehalt an den weiteren Teilstrichen der Röhrchen Nr. 2 ab. Ist die Trübung in Röhrchen Nr. 1 stärker, so fügt man bis Teilstrich 2 destilliertes Wasser zu usw., bis die Trübungen gleich sind. Sollte die Trübung in Nr. 1 indessen schwächer geworden sein, so geht man wie oben beschrieben vor[2]).

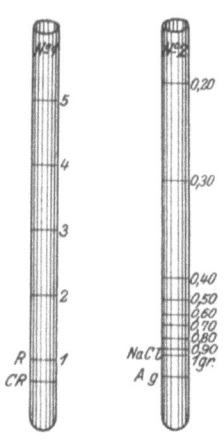

Abb. 14. Röhrchen zur Gesamteiweißbestimmung nach Ravaut u. Boyer.

---
[1]) Ravaut et Boyer: Presse méd. Bd. 28, S. 42. 1920.
[2]) Die Apparatur ist zu erhalten bei A. Dargatz, Hamburg, Pferdemarkt.

2. Globulinbestimmung im Liquor.

a) Phase I nach Nonne-Appelt-Schumm[1]). Man stellt sich eine gesättigte Ammoniumsulfatlösung her, indem man ca. 85 g Ammonii sulfurici purissimi neutr. (Merck) mit 100 g destillierten Wassers im Erlenmeyerkolben übergießt und lange kochen läßt, bis sich der Satz nicht mehr löst. Dann läßt man erkalten und mehrere Tage bei Zimmertemperatur stehen. Hierauf wird filtriert. Es empfiehlt sich, von vorneherein größere Mengen der gesättigten Lösung herzustellen.

Nach Mischung gleicher Teile von Liquor und der gesättigten Ammoniumsulfatlösung schüttelt man, läßt 3 Min. stehen und liest dann das Resultat ab (Trübung, Opaleszenz, schwache Opaleszenz, Spur Opaleszenz, klar).
— Phase II (Filtrieren und Kochen des Filtrates nach vorhergehender Ansäuerung) ist ohne praktische Bedeutung, da stets positiv.

b) Fraktionierte Ammoniumsulfataussalzung nach V. Kafka[2]).
Man stellt folgende Versuchsreihe an:

	(1)	(2)	(3)	(4)	(5) Kontrollen	(6) Kontrollen
Gesättigte Ammoniumsulfatlösung	0,28	0,33	0,4	0,5	—	—
Aq. dest.	0,22	0,17	0,1	—	0,5	—
Liquor	0,5	0,5	0,5	0,5	0,5	0,5
0,9 %ige NaCl-Lös.	—	—	—	—	—	0,5

Nach Mischung wird geschüttelt und das Resultat nach 3 Minuten abgelesen. Bei Röhrchen 1 (28%ige Fraktion) tritt eine deutliche Reaktion oft erst nach mehreren Stunden (manchmal in Flockenbildung) auf. Es ist daher notwendig, bei Anstellung dieser beiden Proben nach 4 bis 5 Stunden noch einmal abzulesen. Hierauf läßt man die Röhrchen noch 16—24 Stunden bei Zimmertemperatur

---

[1]) Nonne und Appelt: Archiv für Psychiatrie und Nervenkrankheiten Bd. 43. H. 2. S. 13. 1907.
[2]) Kafka: Deutsche med. Wochenschr. 1913. Nr. 39. — Dermat. Wochenschr. Bd. 61, S. 1091. 1915.

stehen, überträgt dann den Inhalt in Nisslröhrchen (Abb. 12) und zentrifugiert. Dann notiert man die Anzahl der Teilstriche. Durch Subtraktion der so ermittelten Werte 4—3, 3—2, 2—1 kann man Zahlen für die einzelnen Fraktionen ermitteln, die ein Bild des relativen Verhältnisses dieser zueinander ergeben. Es ist zweckmäßig, bei wenig Liquor mit der Probe 4 zu beginnen; ist sie positiv, dann Probe 3 usw.; ist genügend Liquor vorhanden, so kann man gleich alle 5 Gläschen beschicken. Handelt es sich um trüben (nicht blutigen) Liquor, so muß er erst durch Absetzenlassen oder durch Zentrifugieren geklärt sein, bevor man die Reaktionen anstellt; bleibt der Liquor aber doch trüb, dann darf die Kontrollprobe 5 auf keinen Fall vergessen werden, und es muß bei der Zählung der Teilstriche eventuell die Niederschlagsmenge der Kontrolle abgerechnet werden. Bei Meningitisliquor ist noch eine zweite Kontrolle (6) nötig, wobei man auf die erste (Röhrchen 5) verzichten kann. Sie besteht in der Mischung von 0,5 Liquor und 0,5 0,9%ige Kochsalzlösung. In solchen Fällen kann nämlich in Röhrchen 5 nach 24 Stunden Trübung entstanden sein (Klausnersche Reaktion?). Es lassen sich auch die auf S. 22 geschilderten modifizierten Nisslröhrchen (Abb. 13) verwenden.

c) **Pandys Reaktion**[1]) **(nach Zaloziecki)**[2]). 80—100 g Acidi carbolici liquefacti werden mit 1 Liter destillierten Wassers kräftig geschüttelt, dann einige Stunden im Brutschrank bei 37° und mehrere Tage bei Zimmertemperatur stehengelassen. Über der öligen Karbolsäure setzt sich nun die in Wasser gesättigte Karbolsäurelösung in Wasser ab; sie wird abgegossen und als Reagens benutzt.

Man füllt nun von dieser Flüssigkeit ein Uhrschälchen und läßt einen Tropfen Liquor vom Rande oder der Mitte des Uhrschälchens aus in die Karbolsäure einfließen. Nach 3 Minuten wird die Stärke der auftretenden Trübung abgeschätzt. Gut ist es, das Uhrschälchen auf den Ausschnitt eines schwarz ausgeklebten Kästchens zu setzen und es durch eine seitliche Öffnung mit der elektrischen Taschen-

---

[1]) Pandy: Neurol. Zentralbl. Bd. 29. 17. S. 915. 1910.
[2]) Zaloziecki: Deutsche Zeitschr. f. Nervenheilkunde. Bd. 47 und 48, S. 783. 1913.

lampe schräg von unten her zu beleuchten. Zum Vergleich werde stets ein normaler, klarer Standardliquor mit angesetzt.

d) Salzsäurereaktion nach Braun und Husler[1]). Zu 1 ccm frischem Liquor werden 5 ccm $n/300$ N-Salzsäure kubikzentimeterweise zugefügt. Bei weniger Liquor genügen $2^1/_2$ ccm $n/300$ N-Salzsäure auf 0,5 Liquor. Eine positive Reaktion wird durch Trübung oder Opaleszenz angezeigt.

e) Weichbrodts[2]) Reaktion. 3 Teile einer Sublimatlösung $^1/_{1000}$ werden zu 7 Teilen Liquor gesetzt (z. B. 0,3 ccm der $1^0/_{00}$ igen Sublimatlösung + 0,7 ccm Liquor). Schütteln. Ablesung sofort. Betrachtung und Grade der Reaktion wie bei Phase I.

3. Bestimmung des Eiweißquotienten (Verhältnis der Globuline zu den Albuminen) nach Kafka[3]).

Man setzt in den auf Seite 22 geschilderten und in Abb. 13 dargestellten Zentrifugierröhrchen eine Gesamteiweißbestimmung und eine Phase I mit je 0,6 ccm Liquor an. Nach längerem Stehen (etwa 1 Stunde) wird wie auf S. 22 angegeben zentrifugiert. Dann wird abgelesen. Die Teilstrichzahl für das Gesamteiweiß ist die „erste Zahl", die Teilstrichzahl für Phase I die „zweite Zahl". Um den Eiweißquotienten zu ermitteln, läßt man sich an einem eiweißreichen Liquor von Zeit zu Zeit den Eiweißquotienten gravimetrisch ermitteln und bestimmt dann in demselben Liquor die erste und die zweite Zahl. Es geht dann die Formel:

$$a + b : b = c : x$$

wenn a die gravimetrisch ermittelte Zahl für Albumine, b jene für Globuline, c die „erste Zahl" ist. Die für x gefundene Zahl wird mit der festgestellten „zweiten Zahl" bei verschiedenen Niederschlagshöhen verglichen und so die Zahl gefunden, durch die man die zweite Zahl dividieren muß, um die richtige Globulinzahl zu erhalten.

---

[1]) Braun und Husler: Deutsche med. Wochenschr. Bd. 22, S. 25. 1912.
[2]) Weichbrodt: Monatsschr. f. Psych. Bd. 40, S. 349. 1916.
[3]) Kafka, Klinische Wochenschrift 1926. Nr. 44. — Zeitschr. f. d. ges. Neurol. und Psych. Bd. 106, S. 54. 1926.

Subtrahiert man diese von der ersten Zahl, so erhält man die Zahl für Albumine und

$$\frac{\text{Zahl für Globuline}}{\text{Zahl für Albumine}} = EQ \text{ (Eiweißquotient)}$$

4. Blutnachweis im Liquor (nach O. Adler-Schumm)[1]).

Eine kleine Messerspitze voll Benzidin wird in etwa 1 ccm Eisessig aufgelöst, dann werden 2 ccm Wasserstoffsuperoxyd (Perhydrol Merck 1 Teil und 10 Teile destilliertes Wasser, jedesmal frisch herzustellen) hinzugesetzt, wobei innerhalb einer Minute keine nennenswerte Grünfärbung eintreten darf. Zu der Mischung kommen nun etwa 2 ccm Rückenmarksflüssigkeit, die zuvor aufgekocht und wieder auf Zimmertemperatur abgekühlt werden. Es ist vorteilhaft, die zu benutzenden Reagenzgläser vor Anstellung der Probe mit Eisessig oder einer Mischung von Eisessig und der 5fachen Menge Alkohols auszuspülen.

Bezüglich des mikroskopischen Blutnachweises vergleiche II. A. 3.

5. Äthylalkoholnachweis im Serum und Liquor nach Schumm[2]).

Man bedient sich zu diesem Zwecke eines von Schumm erdachten Glasapparates (Abb. 15). Er besteht aus Destillationskölbchen, Reaktionsgefäß und Vorlage. In den Kolben a füllt man 5 ccm oder mehr der zu untersuchenden Flüssigkeit, in das Reaktionsgefäß b $1^1/_2$—2 ccm eines frisch hergestellten Gemisches von gleichen Raummengen reiner, konzentrierter Schwefelsäure und $^1/_2$ bis 1%iger Kaliumbichromatlösung. Der kugelige Teil der Vorlage c ist in ein Glas mit Wasser eingetaucht. Erhitzt man die Flüssigkeit in a langsam zum Sieden (man koche nicht allzu stark, damit die Flüssigkeit nicht nach b überschäumt), so verdampft der Alkohol und wird durch die

---
[1]) O. u. R. Adler: Zeitschr. f. physiol. Chemie. Bd. 41. 1. 1904. — Schumm: Deutsche med. Wochenschr. 1907. Nr. 42.
[2]) Schumm und Fleischmann: Deutsche Zeitschr. f. Nervenheilkunde. Bd. 46. 1913.

Äthylalkoholnachweis im Serum und Liquor. 29

nachfolgenden Wasserdämpfe vollständig in das Reaktionsgefäß b getrieben. Bei fortgesetztem Kochen erhitzt sich dieses schnell so stark, daß der Alkohol oxydiert und das anfangs rein gelbe Flüssigkeitsgemisch stark grün wird. Entstandener Azetaldehyd läßt sich oft schon durch den Geruch erkennen; zu seinem chemischen Nachweis kocht man weiter, bis in der Vorlage c die ersten Tropfen Destillat erscheinen. Diese Vorlage (bei richtigem Vorgehen darf nur der rechtwinklige Rohransatz heiß werden) wird nun abgenommen, mit dem Finger fest verschlossen und abgekühlt.

Füllt man dann durch den kurzen Rohransatz der Vorlage 1—2 ccm fuchsinschweflige Säure (Darstellung: Man mischt 20 ccm $NaHSO_3$-Lösung vom spez. Gewicht 1,27 mit 1000 ccm wässeriger Fuchsinlösung 1 : 1000 und setzt nach 1 Stunde 10 ccm reine konzentrierte Salzsäure hinzu; Aufbewahrung in gut verschlossener Flasche) ein, so färbt sie sich bei Anwesenheit von Aldehyd gleich oder innerhalb 1—2 Minuten rot. Der Ausfall der Probe wäre also als positiv zu bezeichnen, wenn in b eine ausgesprochene Grünfärbung und in c nach Zusatz von fuchsinschwefliger Säure starke Rotfärbung eintritt.

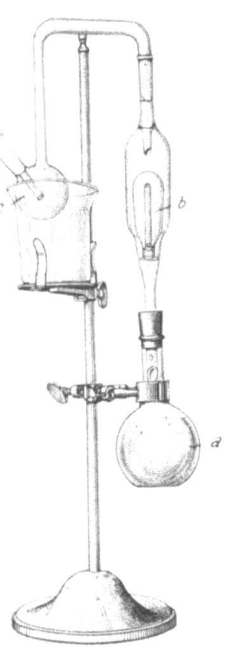

Abb. 15. Apparat zum Nachweis des Äthylalkohols nach Schumm. ($^1/_4$ natürl. Gr.) Erklärung im Text.

Steht nur wenig Material zur Verfügung, so wird es mit Wasser auf 5—8 ccm verdünnt; bei genügendem Material ist es wünschenswert, auch die Probe mit Benzoylchlorid auszuführen. Zu diesem Zwecke werden einige Kubikzentimeter der Rückenmarksflüssigkeit mit einigen Tropfen reinen Benzoylchlorids und überschüssiger Natronlauge kräftig geschüttelt und unter bisweiligem Schwenken einige Zeit verschlossen stehengelassen. Deutlicher Geruch nach Benzoesäureestern macht die Anwesenheit von Alkohol sehr wahrscheinlich. Kontrollversuch mit reinem Wasser statt der Rückenmarksflüssigkeit.

6. Zuckerbestimmung nach Hagedorn und Jensen[1]).

In ein Reagenzglas (am besten Durchmesser 15 mm und Höhe 120 mm) kommt 1 ccm $n/_{10}$ NaOH und dazu 5 ccm die auf das 100fache verdünnte Zinksulfatlösung. Diese wird in der Weise hergestellt, daß man 45 g Zinksulfat in Wasser löst und auf 100 ccm auffüllt. Zu dieser nun entstandenen kolloidalen Zinkhydratlösung setzt man 0,1 ccm Blut oder Blutserum[2]) und spült die Pipette durch mehrmaliges Durchblasen mit der Zinkhydratlösung. Nun setzt man das Röhrchen in ein siedendes Wasserbad für 3 Minuten. Es wird nun durch einen Trichter, der ein angefeuchtetes Stück Watte enthält, in ein Gläschen von 30 mm Durchmesser und 100 mm Höhe filtriert; diese Gläschen stehen auf einem Gestell, das man in ein Wasserbad setzen kann. Nach Beendigung der Filtration wäscht man die Röhrchen noch zweimal mit je 3 ccm Wasser aus und filtriert ebenfalls. Nach gutem Abtropfen werden die Trichter entfernt. Zu jedem Gläschen müssen etwa 2 ccm Ferrizyanidlösung (1,65 g Kaliumferrizyanid und 10,6 g ausgeglühtes Natriumkarbonat werden in Wasser gelöst und im Meßkolben auf 1000 aufgefüllt; Aufbewahrung in brauner Flasche) kommen, und hierauf wird jedes in ein kochendes Wasserbad durch 15 Minuten gebracht. Man läßt dann abkühlen (auch eine Pause kann eintreten) und fügt zu jedem Gläschen 2 ccm einer Zinksulfat-Kaliumjodidlösung (10 g Zinksulfat und 50 g NaCl werden im Wasser gelöst und auf 160 ccm aufgefüllt [a], ferner werden 12,5 g KJ in brauner Flasche auf 100 ccm aufgefüllt [b]; zum Gebrauche werden 40 Teile a mit 10 Teilen b gemischt. Diese Mischung muß jede Woche frisch gemacht werden), darauf 2 ccm Eisessiglösung (3 ccm Eisessig mit Wasser auf 100 ccm aufgefüllt), schließlich 2 Tropfen Stärkelösung (1 g lösliche Stärke wird unter leichtem Erwärmen in ungefähr 5 ccm Wasser gelöst und mit ge-

---
[1]) Hagedorn und Jensen: Biochem. Zeitschr. Bd. 135. 1923.
[2]) Von Liquor nimmt man am besten 0,2 ccm.

Zuckerbestimmung nach Hagedorn und Jensen.

sättigter NaCl-Lösung auf 100 ccm aufgefüllt). Man titriert nun mit einer Thiosulfatlösung (5 ccm $n/_{10}$ Thiosulfat werden auf 100 ccm angefüllt) aus einer Mikrobürette bis zum Verschwinden der blauen Farbe, wobei das Gläschen auf eine Unterlage gestellt wird. Berechnung: Man muß den Titer der Thiosulfatlösung kennen. Zu diesem Zwecke wurde 2 ccm der Jodatlösung (0,3566 KJO_3 in Wasser gelöst und auf 2000 ccm aufgefüllt), 2 ccm der Mischung a und b (s. ob.) mit 2 ccm Eisessig und 2 Tropfen Stärkelösung versetzt und die bis zum Verschwinden der Blaufärbung verbrauchte Menge festgestellt. Dieser Titer[1]) muß bei der Berechnung der wirklichen Menge Kubikzentimeter $n/_{200}$ Thiosulfat berücksichtigt werden, welche Werte laut beifolgender Tabelle 3 direkt in Milligramm

Tabelle 3.

	ccm $n/_{200}$ Thiosulfat = mg Glukose in 100 ccm Blut								
	0	1	2	3	4	5	6	7	8	9
0,0	385	382	379	376	373	370	367	364	361	358
0,1	355	352	350	348	345	343	341	338	336	333
0,2	331	329	327	325	323	321	318	316	314	312
0,3	310	308	306	304	302	300	298	296	294	292
0,4	290	288	286	284	282	280	278	276	274	272
0,5	270	268	266	264	262	260	259	257	255	253
0,6	251	249	247	245	243	241	240	238	236	234
0,7	232	230	228	226	224	222	221	219	217	215
0,8	213	211	209	208	206	204	202	200	199	197
0,9	195	193	191	190	188	186	184	182	181	179
1,0	177	175	173	172	170	168	166	164	163	161
1,1	159	157	155	154	152	150	148	146	145	143
1,2	141	139	138	136	134	132	131	129	127	125
1,3	124	122	120	119	117	115	113	111	110	108
1,4	106	104	102	101	099	097	095	093	092	090
1,5	088	086	084	083	081	079	077	075	074	072
1,6	070	068	066	065	063	061	059	057	056	054
1,7	052	050	048	047	045	043	041	039	038	036
1,8	034	032	031	029	027	025	024	022	020	019
1,9	017	015	014	012	010	008	007	005	003	002

Zucker in 100 ccm der Flüssigkeit (Blut, Serum, Liquor) abgelesen werden können. Dabei muß aber vorher jener Zuckerwert abgezogen werden, der sich aus einem immer parallel anzustellenden Leerversuch ergibt.

---
[1]) Ist der Titer a, so müssen die Werte mit $\frac{2}{a}$ multipliziert werden.

7. Bestimmung der Chloride nach A. Nitschke[1]).
In ein unten breites Zentrifugenglas bringt man 0,3 ccm destillierten Wassers, setzt dann genau 0,1 ccm Liquor hinzu, wobei man die Pipette zweimal mit etwa 0,1 ccm destillierten Wassers spült. Man fügt dann kubikzentimeterweise 6 ccm absoluten Alkohol zu, schüttelt jedesmal kräftig um, zentrifugiert 3—5 Minuten, setzt zur klaren, überstehenden Flüssigkeit im Zentrifugierglas einen Tropfen Kaliumchromat und titriert mit $n/_{100}$ Silbernitrat bis zur Braunfärbung. Die verbrauchten Kubikzentimeter Silbernitrat ergeben mit 0,355 multipliziert den prozentualen Chlor, mit 0,585 multipliziert den prozentualen Kochsalzgehalt des Liquors.

D. Biochemische Methoden.

1. Bestimmung der Gerinnungszeit des Blutes.

a) Objektträgermethode nach Milian[2]) (Modifikation nach Hinman und Sladen)[3]). Nachdem man mehrere Objektträger mit Alkohol und Äther gereinigt und sie dann getrocknet hat, macht man einen Einstich in das Ohrläppchen des betreffenden Kranken. Der erste Blutstropfen wird wegen der Vermengung mit Gewebsbestandteilen weggewischt. Die nächsten Tropfen werden auf die Objektträger aufgefangen. Die Tropfen sollen nicht größer als 4—6 mm im Durchmesser sein; man hat sich zu diesem Zwecke vorher eine Skala angelegt und mißt an dieser die einzelnen Tropfen. Notiert wird die Zeit des Einstiches, sowie des Auffallens auf die Objektträger. In bestimmten Zeitabschnitten werden nun die mit geeigneten Tropfen beschickten Objektträger senkrecht gestellt und bei durchfallendem Lichte betrachtet. Solange noch keine Gerinnung vorhanden ist, nimmt der Tropfen die Gestalt einer Träne an, und seine unteren Partien sind weniger lichtdurchlässig. Bei eingetretener Gerinnung verändert der Tropfen seine Gestalt nicht mehr und sein Zentrum erscheint dunkler. Dieser Zeitpunkt

---
[1]) Nitschke: Biochem. Zeitschr. Bd. 159, H. 5/6. 1925.
[2]) Milian: Soc. méd. des hôp. Paris 1901.
[3]) Hinman und Sladen, John Hopkins hosp. bull. Bd. 18. 1907.

Bestimmung der Gerinnungszeit des Blutes. 33

wird ebenfalls notiert. Für gleichmäßige Temperatur muß Sorge getragen werden. Um den Fehlern, die durch äußere Umstände (verschiedene Temperatur usw.) hervorgerufen werden, in einer für praktische Zwecke genügenden Weise zu entgehen, empfiehlt es sich parallel mit der Bestimmung am Kranken durch einen Assistenten eine gleiche Probe an einem normalen Individuum vornehmen zu lassen.

b) Hohlperlenkapillarenmethode nach Schultz[1]). Vor dem Versuche werden die Hohlperlenkapillaren mit destilliertem Wasser, Alkohol und Äther gereinigt. Dann macht man den Aderlaß und läßt das Blut unter genauer Notierung der Zeit in die Kapillare eintreten; außen anhaftendes Blut muß sorgfältig abgewischt werden. Hierauf wird das Röhrchen auf eine Unterlage so gelegt, daß der Stiel etwas nach oben sieht. — Schon vorher hat man sich eine größere Reihe von Reagenzgläsern aufgestellt, die numeriert und mit je 1 ccm physiologischer NaCl-Lösung beschickt sind. — Von der Kapillare wird nun nach genau gemessenen Zeitabständen je eine Hohlperle nach der anderen abgebrochen und der Reihe nach in ein Reagenzglas geworfen[2]). Man schüttelt dann die Reagenzgläschen stark, wodurch sich der Inhalt der Hohlperle vollständig in die Kochsalzlösung entleert. Man kann so in der Blutaufschwemmung auch kleinste Gerinnsel deutlich sehen. Diese werden nun folgendermaßen beurteilt:

Kleinste Gerinnselteilchen . . . . = Spur
Gerinnsel, kleiner als die Hälfte des Raumes
  der Hohlperle . . . . = +
Gerinnsel = Hälfte der Hohlperle und mehr . = + +

Wenn das Gerinnsel die Hohlperle vollkommen erfüllt hat und aus dieser nicht mehr herausgeschüttelt werden kann, so daß nur einzelne Blutkörperchen austreten, so wird die Gerinnung als + + + bezeichnet. — Hervorzuheben ist, daß die Gerinnungszeiten verschieden sind, je nachdem das Blut aus der Vene oder aus dem Ohrläppchen (Fingerbeere) entnommen wurde.

---
[1]) Schultz, Berl. klin. Wochenschr. 1910. Nr. 12. S. 27.
[2]) Es ist gut, vorher mit einer Feile die Mitte der schmalen Stellen zwischen den Hohlperlen anzuritzen, damit das Abbrechen leicht und ruhig vonstatten geht.

2. Abderhaldens Reaktion[1] (A. R.).

a) **Dialysierverfahren. Darstellung der Organe.** Dafür unsere Zwecke vor allem Leichenorgane in Frage kommen, sei ihre Zubereitung hier besprochen. Sie müssen möglichst sofort nach der Sektion bearbeitet, sonst auf Eis gelegt werden. Vor der Inanspruchnahme erfolgt die makroskopische Besichtigung der Organe, die dahin zu gehen hat, ob sich genügend wirksames Parenchym vorfindet, und ob nicht entzündliche, atrophische und ähnliche Prozesse das Organ verändert haben. Zu gleicher Zeit ist es gut, ein Stück vom Organ beiseite zu legen zum Zweck der histologischen Untersuchung.

Nur einwandfreie Organe dürfen verwendet werden. Sind sie geeignet, so werden sie vor allem von anhaftenden Blutgerinnseln sowie von bindegewebigen Umhüllungen (Kapseln) befreit. Da praktisch eine Waschung der Organe in situ von den großen Blutgefäßen aus (wie bei der Plazenta) meist nicht möglich ist, so muß die Befreiung von Blut nach Zerkleinerung geschehen. Es wird also das Organ in einmarkstückgroße Stücke zerschnitten, und diese werden in fließendem Leitungswasser ausgequetscht. Diese Prozedur wird öfter wiederholt und dabei immer wieder nachgesehen, ob an den Substratteilchen noch Blut und andersartiges Gewebe anhaftet, das dann gleich entfernt wird. Die Organteilchen werden unter ständigem Waschen, Quetschen und Reinigen immer weiter zerschnitten und zerzupft, schließlich in der Reibschale zerdrückt oder durch ein Sieb gepreßt. Am Ende dieser Manipulationen soll das Gewebe schneeweiß sein; dieses läßt sich aber bei Leichenorganen nur selten erreichen, bestimmte Organe, wie Nebenniere, Leber u. a., behalten stets Eigenfärbung bei. Vor der nun folgenden Koagulation der Substrate ist zu empfehlen, sie zuerst in Alkohol, dann in Alkoholäther, schließlich in Äther auszuschütteln. Stark lipoid- oder fetthaltige Organe müssen vor dem Kochakte 24—36 Stunden im Extraktionsapparat nach Soxhlet mit Tetrachlorkohlenstoff

---

[1] Die hier gegebenen Vorschriften machen das Studium des Abderhaldenschen Buches (IV. Auflage „Abwehrfermente" und V. Auflage „Die Abderhaldensche Reaktion") nicht entbehrlich.

entfettet werden. — Zum Zwecke der Koagulation wird nun das Substrat mit der ungefähr 100fachen Menge destillierten Wassers 30 Minuten gekocht (1—2 Tropfen Eisessig auf den Liter Wasser). Dann wird das Kochwasser abgegossen, das Gewebe mit destilliertem Wasser gespült und nun neuerlich (ohne Zusatz von Eisessig) 10 Minuten gekocht. Dieses führt man sechsmal durch. Dann wird das Organ nochmals zerkleinert, und man kocht wieder durch 5 Minuten mit der 5fachen Menge Wassers. Nun filtriert man vom Kochwasser durch ein gehärtetes Filter ab und kocht 5 ccm Filtrat mit 1 ccm 1%iger Ninhydrinlösung 1 Minute. Tritt nach einer halben Stunde auch nur die mindeste Spur einer Violettfärbung auf, dann muß nach Spülung des Gewebes mit destilliertem Wasser der Kochakt wiederholt werden. Ist aber keinerlei Verfärbung der Ninhydrinprobe aufgetreten, dann wird das Organ auf weißem Grund noch einmal besichtigt und dann sofort in eine sterilisierte Glasflasche gebracht und in wenig sterilem, destilliertem Wasser unter viel Toluol aufbewahrt.

Behandlung und Prüfung der Dialysierhülsen. Zur Benutzung kommen die Hülsen 579a von Schleicher und Schüll, Düren, Reinland. Diese werden aufgeweicht, indem man sie in kaltes Wasser für eine halbe Stunde einlegt. Hierauf werden sie auf Undurchgängigkeit für Eiweiß und gleichmäßige Durchlässigkeit für Eiweißabbauprodukte geprüft. Ersteres kann mit Blutserum oder Eiereiweißlösung geschehen; zu letzterem Zwecke werden 20 ccm frisches Eiereiweiß mit 80 ccm destillierten Wassers verdünnt und gut gemischt. Die Hülsen werden nun mit je 5 ccm Eiereiweißlösung beschickt, wobei man die Pipette möglichst tief in den Schlauch einführt. Dann wird die Hülse an ihrem oberen Ende mit Daumen und Zeigefinger abgeschlossen und mit destilliertem Wasser abgespült; man wäscht dann die Finger ab und verschließt die Hülse in der gleichen Art in der Mitte, läßt Wasser in den oberen Teil eintreten und streicht es mit den Fingern wieder heraus. Diese Handgriffe können auch mit Pinzetten vorgenommen werden. Die Hülsen werden nun in kleine Erlenmeyerkölbchen aus Jenenser Glas gebracht, die vorher gut gereinigt, sterilisiert und mit 20 ccm sterilisierten destillierten Wassers unter Benutzung einer Pipette gefüllt worden sind. Das Auffüllen bis zu einem Eichstrich des Kolbens ist ungenau. Dann werden Hülseninhalt und Außenflüssigkeit mit Toluol gut überschichtet. Die Kölbchen werden nun in den Brutschrank (bei 37°) gestellt, und nach ungefähr 16 Stunden werden die Dialysate auf Eiweiß geprüft. Dies geschieht mit Hilfe der Spiegler-Pollaci-Methode. Reagens: 1 g Weinsäure, 5 g Sublimat, 15 g NaCl in 100 ccm destillierten Wassers + 5 ccm 40%ige Formaldehydlösung. 5 ccm des Dialysats werden mit 2 ccm obigen Reagenzes unterschichtet. Nach einer Stunde wird gegen einen dunklen Hintergrund das Auftreten eines weißen Ringes beobachtet, wenn Eiweiß vorhanden ist. Die Hülsen werden nun längere Zeit in strömendem Wasser gewaschen, dann in sterilisiertes destilliertes Wasser und hierauf $^1/_4$ Minute in siedendes destilliertes Wasser gebracht. Man läßt dann das Wasser abfließen und nimmt die Prüfung auf gleichmäßige Durchlässigkeit für Eiweißabbauprodukte vor. Zu dem Zweck beschickt man jede Hülse mit 5 ccm einer 0,5%igen Seidenpeptonlösung (Hoechst). Nun wird die Hülse in genau derselben Weise wie bei der Eiweißprüfung abgespült und in ein Erlenmeyerkölbchen mit 20 ccm destillierten Wassers gesetzt; hierauf erfolgt die Überschichtung des Hülseninhalts und der Außenflüssigkeit mit Toluol. Die Kölbchen kommen auf 16 Stunden in den Brutschrank bei 37°. Es werden nun wieder je 10 ccm des Dialysats in Reagenzgläser aus Jenenser Glas geführt; hierbei muß man peinlich darauf bedacht sein, kein Toluol in das Röhrchen mitzubekommen. Nun wird die Flüssigkeit in jedem Reagenzglas mit 0,2 einer 1%igen wässerigen Ninhydrinlösung beschickt. Diese Lösung hat man sich vorher so dargestellt, daß man 0,1 g Ninhydrin (Originalpackung) in ein Meßkölbchen zu 10 ccm führt und bis zur Marke (10 ccm) destilliertes Wasser zugießt. Zur Lösung muß das Kölbchen etwas erwärmt werden. Nachdem man zum Dialysat 0,2 der 1%igen Ninhydrinlösung hinzugefügt hat, wird ein Siedestäbchen hineingesteckt. Die Siedestäbe sollen vorher in 10 cm lange Stücke geteilt, in destilliertem Wasser gekocht und bei 60—70° getrocknet werden;

sie werden dann in einem sterilen Glasgefäß gut verschlossen aufbewahrt. Nun wird mit Hilfe eines Reagenzglashalters gekocht, indem man das Röhrchen zuerst die Spitze der Flamme eines Bunsenbrenners führt. Wenn die ersten Gasblasen auftreten, sieht man auf die Uhr, denn von da an muß noch eine Minute gekocht werden. Sobald lebhaftes Sieden auftritt, wird das Reagenzglas an den Rand der Flamme in ihrer halben Höhe gehalten und weiter gekocht. Nachdem die Inhalte aller Röhrchen gekocht sind, entfernt man alle Siedestäbe und besichtigt die Färbung der Dialysate nach einer halben Stunde, wobei man die einzelnen Röhrchen miteinander vergleicht. Man ermittelt, welche Farbenintensität vorliegt und behält nun jene Hülsen, deren Dialysate diese Färbung haben, die schwächer oder stärker gefärbten verwirft man. Herrschen zwei Farbentöne vor, so kann man sich die Hülsen danach in zwei Gruppen ordnen und beide getrennt aufbewahren. Würden die Farbentöne überhaupt zu schwach sein, dann müßte man alle Hülsen verwerfen, da dann die Durchlässigkeit für Eiweißabbauprodukte zu gering ist. Die geeignet befundenen Hülsen werden stark gespült, $1/4$ Minute in siedendes Wasser getaucht und in sterilisiertem Wasser unter viel Toluol aufbewahrt. Die Prüfung der Hülsen muß häufig wiederholt werden (ungefähr alle 4 Wochen). Gut ist es, neben diesen beiden Eichmethoden die Hülsen nach Kafka auch in der Weise auf gleichmäßige Durchlässigkeit zu prüfen, daß man die Hülsen mit je 1 ccm $0,9\%$iger NaCl-Lösung beschickt und gegen 20 ccm destil⁰ liertes Wasser in Erlenmeyerkölbchen 16 Stunden bei 37- dialysiert. Nach Ablauf der Zeit mißt man die Menge bzw. die Zunahme des Hülseninhaltes. Dann wiederholt man die Probe unter Wechseln der Kölbchen. Hülsen, die bei jedem dieser Versuche eine auffallend große Zunahme des Inhaltes zeigen, müssen ausgeschaltet werden.

Anstellung des Dialysierversuchs.

Das zu untersuchende Blut muß nüchtern entnommen sein. Das Serum, das, wie unter II. Einleitung beschrieben ist, gewonnen wird, darf nicht hämolytisch sein. Die Substrate müssen vor Anstellung jedes Versuches neuerlich gekocht werden. Man geht so vor, daß man die für

Untersuchungsmethoden.

den ganzen Versuch notwendige Substratmenge in einem Reagenzgläschen mit der höchstens fünffachen Menge destillierten Wassers übergießt und jedesmal das Wasser erneut dreimal 5 Minuten kocht. Dann filtriert man das Kochwasser durch ein kleines gehärtetes Filter, gibt 1 ccm der 1%igen wässerigen Ninhydrinlösung hinzu und kocht mit Hilfe eines Siedestabes in schon besprochener Weise 1 Minute. Weist nach einer halben Stunde das Wasser auch nur eine Spur Violettfärbung auf, dann muß das Substrat weitergekocht werden; ist es nicht der Fall, dann darf das Organ in den Versuch eingestellt werden. Man setzt sich nun ein Versuchsprotokoll an, z. B.

Tabelle 4. Versuch Nr. ... vom ......

Organ	Patientenserum ♂ Nr. ...				Patientenserum ♂ Nr. ...				Normalserum ♂ Nr. ...			
	akt.	H.Nr.	inakt.	H.Nr.	akt.	H.Nr.	inakt.	H.Nr.	akt.	H.Nr.	inakt.	H.Nr.
Gehirnrinde	1,0	1	1,0	10	1,0	16	—	—	1,0	21	1,0	30
Gehirnmark	1,0	2	—	—	—	—	—	—	1,0	22	—	—
Hoden	1,0	3	1,0	11	1,0	17	—	—	1,0	23	1,0	31
Schilddrüse I	1,0	4	1,0	12	1,0	18	—	—	1,0	24	1,0	32
Schilddrüse II	1,0	5	—	—	—	—	—	—	1,0	25	—	—
Nebenniere	1,0	6	—	—	—	—	—	—	1,0	26	1,0	33
Hypophyse I	1,0	7	1,0	13	1,0	19	—	—	1,0	27	1,0	34
Hypophyse II	1,0	8	1,0	14	—	—	—	—	1,0	28	—	—
Kontrolle I	1,0	9	—	—	1,0	20	—	—	1,0	29	—	—
Kontrolle II	1,0	—	1,0	15	—	—	—	—	1,0	—	1,0	35

(H.Nr. = Hülsennummer).

An der Hand dieses Versuchsprotokolls wird nun der Versuch angestellt. Ist genügend Serum vorhanden, so ist es sehr vorteilhaft, einen Teil zu inaktivieren (1 Stunde bei 56—58°) und möglichst viele Kontrollen damit einzusetzen. Auch ist es sehr zu wünschen, daß bei kleinen Versuchen stets ein Normalserum eingestellt wird. In größeren Versuchsreihen erübrigt sich dies, ja da meist ein negativer Fall mitläuft. Wir gehen nun folgendermaßen vor: Die zu bearbeitenden aktiven und inaktiven

Sera stellen wir in der Reihenfolge unseres Protokolles auf und setzen zuerst die Kontrollen an (also 9, 15, 20, 29, 35), indem wir die betreffenden Hülsen mit je 1 ccm Serum beschicken und die Hülsen in gleicher Weise behandeln, wie früher geschildert. Die Hülsen werden in die vorher numerierten mit 20 ccm destillierten Wassers gefüllten Erlenmeyerkölbchen gesetzt und Hülseninhalt wie Dialysat mit Toluol bedeckt. Dann wird, nachdem die Substratprüfung erledigt ist, ein Organ nach dem anderen in sterilisierte flache Schälchen gegeben und nun wird wieder der Reihenfolge nach ein Serum nach dem anderen in die Hülse gefüllt, dies, nachdem vorher jede Hülse mit $1/_4$—$1/_2$ g des betreffenden Organs beschickt worden war. Wir würden also in unserem Versuche z. B. das Substrat Gehirnrinde in eine flache Schale geben, ein Stückchen davon an reinem Filtrierpapier abtrocknen, in eine Hülse geben, dann 1—1,5 ccm des aktiven Serums mit einer Pipette darauf fließen lassen und nach Spülung die Hülse in das Erlenmeyerkölbchen 1 setzen. Außer den bereits besprochenen Kontrollen soll den Versuchen noch folgende Organkontrolle beigegeben werden: Der Rest jedes zum Versuche verwendeten Organs wird in ein Reagenzglas gegeben und darauf destilliertes Wasser und Toluol gefüllt. Der ganze Versuch kommt in den Brutschrank bei 37° und wird nach 16 Stunden unterbrochen. Jetzt wird nach bereits geschilderten Prinzipien die Ninhydrinreaktion mit den Dialysaten vorgenommen. Die zuletzt erwähnte Organkontrolle wird gekocht, das Kochwasser stark eingeengt und mit 1 ccm 1%iger Ninhydrinlösung gekocht. Nach einer halben Stunde müssen nun die Färbungen der Flüssigkeiten registriert werden; das geschieht durch Vergleich der von den mit Organen beschickten Hülsen stammenden Proben mit den Kontrollen: da manchmal diese auch leichte positive Reaktion zeigen können, ist es gut, die Röhrchen auch untereinander zu vergleichen. Hat man vollständig negative Reaktionen (völlige Farblosigkeit) gefunden, so stellt man die Färbung der anderen Röhrchen durch Vergleich mit ihnen fest (wir benutzen zu diesem Zwecke 10 ccm destilliertes Wasser, das wir vorher mit 0,2 ccm 1%igen Ninhydrins unter denselben Bedingungen wie die übrigen Röhrchen kochen).

40   Untersuchungsmethoden.

Die Stärke der Ninhydrinreaktion bezeichnen wir nun folgendermaßen:

$$\emptyset = 0$$
$$\emptyset - ? = 1$$
$$? = 2$$
$$\text{schw.} + = 3$$
$$+ = 4$$
$$+ + = 5$$
$$+ + + = 6$$

Das Ergebnis des vorher aufgegebenen Versuchs wäre z. B.

Tabelle 5. Versuch Nr. ... vom ...... (Ergebnis).

Organ	Patientenserum ♂ Nr. ...		Patientenserum ♂ Nr. ...		Normalserum Nr. ...	
	akt.	inakt.	akt.	inakt.	akt.	inakt.
Gehirnrinde ..	3	—	2	—	∅	∅
Hoden	4	∅	1	—	∅	—
Schilddrüse I .	2	∅	3	—	∅	∅
Schilddrüse II .	2	—	—	—	∅	—
Nebenniere ..	∅	—	—	—	∅	∅
Hypophyse I .	∅	∅	∅	—	∅	∅
Hypophyse II .	∅	∅	—	—	∅	—
Kontrolle I ..	∅	—	2	—	∅	—
Kontrolle II ..	—	∅	—	—	—	∅

Während der erste Fall ein einwandfrei positives, der Normalfall ein negatives Resultat ergibt, muß hier im 2. Fall berücksichtigt werden, daß die Kontrolle selbst ein fragliches Resultat gibt; es empfiehlt sich dann, die Reaktionsstärke der Kontrolle von jener der einzelnen Organe abzuziehen; in unserem Fall würde dann nur eine fast fragliche Reaktion mit Schilddrüse (= 1) sich ergeben[1]).

Auf besondere Punkte sei jetzt noch eingegangen.

1. **Prüfung der Organe auf Reaktionsfähigkeit (Einstellung).** Da nicht alle Organe die gleiche Reaktionsfähigkeit haben, müssen im Prinzip alle in Krankheitsfällen zur praktischen Verwendung gelangenden Sub-

---
[1]) Diese Bestimmung ist von Abderhalden und Ewald empfohlen worden. Wir bestimmen auch bei positiver Kontrolle die Stärke-Reaktion durch Vergleich gegenüber negativen Organdialysaten.

strate eingestellt, d. h. mit sicher abbauenden und sicher nicht abbauenden Seren zusammengebracht werden. Dabei ist es gut, ein schon geprüftes und als geeignet befundenes Standardorgan mit einzustellen. Dafür spricht folgendes Beispiel:

Tabelle 6. Einstellung.

Organ	Schwangerenserum Nr. ...		Schwangerenserum Nr. ...		Kranken-♂ serum Nr. ...		Normal-♂ serum Nr. ...		Serum ♀ nicht schwanger Nr. ...		Krebskrankenserum Nr. ...	
	aktiv	H.Nr.	aktiv	H.Nr.	aktiv	H.Nr.	aktiv	H.Nr.	aktiv	H.Nr.	aktiv	H.Nr.
Zu prüfende Plazenta I ...	1,0	1	1,0	5	1,0	9	1,0	13	1,0	17	1,0	21
Zu prüfende Plazenta II ..	1,0	2	1,0	6	1,0	10	1,0	14	1,0	18	1,0	22]
Standardplazenta	1,0	3	1,0	7	1,0	11	1,0	15	1,0	19	1,0	23
Kontrolle	1,0	4	1,0	8	1,0	12	1,0	16	1,0	20	1,0	24

Es dürfen nur Plazenten verwendet werden, die bei dieser Versuchsanordnung lediglich vom Schwangeren-Serum abgebaut werden.

2. **Vordialyse.** Beim Arbeiten mit Tierseren (Kaninchenseren oder mit Seren, die an sich reich an ninhydrinreagierenden Stoffen sind (Lues, Fieber u. a.), empfiehlt es sich, das Serum vorher gegen 0,9%ige NaCl-Lösung 2—3 Stunden zu dialysieren. Man kann sich dazu der geprüften Hülse 579 a bedienen unter Benutzung der von Abderhalden angegebenen Apparate oder mit Hilfe einer Vorrichtung, wie sie von Kafka für die Vordialyse des Urins angegeben ist.

b) **Substratreaktion nach Lüttge und von Mertz**[1]. Herstellung der Substrate. Der erste Teil kann genau so erfolgen wie die Darstellung zur AR auf Seite 34 u. 35, nur muß vorher mit 3%igem Wasserstoffsuperoxyd geschüttelt werden. Eine Verfeinerung der Ninhydrinprobe besteht darin, daß ein kleines Stück des Organsubstrates mit

---

[1] Lüttge und von Mertz: Deutsche med. Wochenschr. 1926. Nr. 40.

0,25 ccm des 1%igen Ninhydrin in alkoholischer Lösung gekocht wird. Das Organ darf sich nicht bläulich färben. Feuchtsubstrate werden in 50%igem Alkohol aufbewahrt. Die Autoren arbeiten aber hauptsächlich mit Trockensubstraten. Zu diesem Zwecke werden die Feuchtsubstrate im Soxhlet mit aufsteigenden Äthylalkoholen von 40, 60, 70, 85, 90 und 96% je 2 Tage extrahiert, hierauf mit Petroläther. Dann wird in gleicher Weise die Alkoholreihe wieder zurückgegangen, so daß die ganze Extraktion 26 Tage dauert. Hierauf Spülung in physiologischer Kochsalzlösung und destilliertem Wasser, Trocknung im Brutschrank, Exsikkator oder Faust-Heim, dann Zerreibung in Mörser. Hierauf Einfüllung in Ampullen und Sterilisierung.

Zur ASR 1 werden 5 mg des Trockensubstrats im trockenen Reagenzglas mit 1 ccm des aktiven hämoglobinfreien Serums versetzt. 1 ccm Serum ohne Substratzusatz gilt als Kontrolle. Die Perlen kommen auf 16—24 Stunden in den Brutschrank bei 37°. Hierauf versetzt man jede Probe mit 12 ccm sicher aldehydfreien 16%igen Alkohols, kocht auf dem Wasserbade kurz auf, bis die ersten Blasen hochsteigen, filtriert, fügt 0,25 ccm einer 1%igen alkoholischen Lösung von Ninhydrin hinzu und kocht genau 1 Min. über ganz kleiner Flamme. Positive Reaktion äußert sich durch Blaufärbung, deren Intensität wir durch $(((+)))$, $((+))$, $(+)$, $+$, $++$, $+++$, $++++$ bezeichnen.

Zur ASR 2 wird nach dem Alkoholzusatz nicht gekocht, sondern gleich filtriert. Zu dem Filtrat werden 0,2 ccm der 1%igen Ninhydrinlösung gesetzt, dann wird 1 Min. über der Sparflamme gekocht. Eine positive Reaktion äußert sich durch Blaufärbung aber erst nach Zusatz eines Tropfens $n/_{10}$ HCl.

c) **Interferometrische Methode nach P. Hirsch**[1]). In ein steriles Zentrifugenglas werden 5 mg Organsubstrat (eine Ampulle, erhältlich bei Pharmagans, Oberursel) gegeben, dazu 0,5 ccm nüchtern entnommenen hämoglobinfreien Serums. Das Serum muß vorher mit Vuzin versetzt sein. Zu diesem Zwecke stellt man sich eine Vuzin-

---

[1]) P. Hirsch: Die Abderhalden-Reaktion mittels der quantitativen „interferometrischen Methode" usw. Berlin: Julius Springer. 1926.

Interferometrische Methode nach Hirsch.

stammlösung 1 : 500 her, indem man 0,01 g Vuzinum hydrochlorium in 5 ccm siedenden destillierten Wassers löst und diese Lösung in brauner Flasche aufbewahrt. Sie ist nach der Herstellung 5 Tage haltbar. Das Serum muß durch die Vuzinlösung von 1 : 500 auf eine Vuzinkonzentration 1 : 10 000 gebracht werden, man gibt daher zu:

10 ccm	Serum	0,5 ccm	der	Vuzinlösung	1 : 500
9 ,,	,,	0,45 ,,	,,	,,	1 : 500
8 ,,	,,	0,40 ,,	,,	,,	1 : 500
7 ,,	,,	0,35 ,,	,,	,,	1 : 500
6 ,,	,,	0,3 ,,	,,	,,	1 : 500
5 ,,	,,	0,25 ,,	,,	,,	1 : 500
4 ,,	,,	0,2 ,,	,,	,,	1 : 500
3 ,,	,,	0,15 ,,	,,	,,	1 : 500
2 ,,	,,	0,1 ,,	,,	,,	1 : 500
1 ,,	,,	0,05 ,,	,,	,,	1 : 500

Das Gläschen, das Organextrakt + vuziniertes Serum enthält, wird mit einem sterilen Gummistopfen luftdicht verschlossen und mit zwei gleichen Röhrchen, die je 0,5 ccm Serum ohne Substratzusatz als Vergleichsflüssigkeit enthalten, für 24 Std. bei 37 Std. gehalten. Nach Ablauf dieser Zeit werden sämtliche Röhrchen umgeschüttelt, scharf zentrifugiert, um die klaren Zentrifugate nun im Interferometer (Abb. 16) gegeneinander auszumessen. Hierzu eignet sich besonders die Mikrokammer nach Hirsch-Löwe Es wird nun die Substratprobe zuerst gegen die erste, dann gegen die zweite Kontrollprobe ausgemessen, schließlich werden die beiden Kontrollproben gegeneinander geprüft, wobei keine Differenz entstehen darf.

Interferometer und Strahlengang in ihm sind aus der Abb. 16 u. 17 ersichtlich. Es kann hier nicht weiter darauf eingegangen werden. Man stellt zuerst den Nullpunkt fest, indem man beide Kammern mit destilliertem Wasser füllt. Die Kammern werden nun ausgehebert, mit Filtrierpapier und Wattebäuschchen ausgetrocknet (ohne Anwendung von Alkohol, Toluol u. a.) dann kommen die zu untersuchenden Flüssigkeiten in die Kammern und zwar die Substratprobe in die Kammer der Seite, wo sich die Meßtrommel befindet. Das Temperierbad ist von Anfang mit Wasser von Zimmertemperatur gefüllt. Man wartet

44 Untersuchungsmethoden.

den Temperaturausgleich ab, der nach 2—3 Minuten vollendet ist und sich in normalem Aussehen des Interferenzbildes äußert, während vorher die Streifen des veränderlichen Systems krumm waren oder

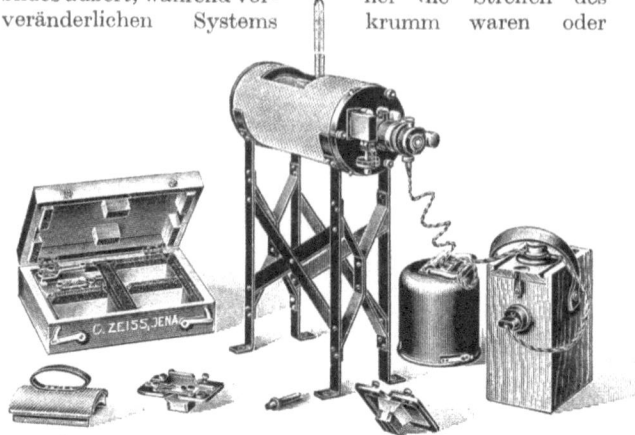

Abb. 16. Flüssigkeits-Interferometer (nach P. Hirsch).

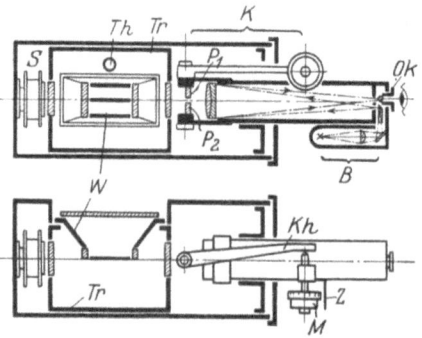

Abb. 17. Schematische Darstellung der Einrichtung und des Strahlenganges des Interferometers im Auf- und Grundriß (nach P. Hirsch).
S = Spiegel. Tr = Temperierbad. Th = Thermometer. K = Kompensator, P_1 und P_2 dessen Platten. Ok = Okular. B = Beleuchtung.
M = Meßtrommel. Z = Umdrehungszähler. W = Flüssigkeitskammer.

schräg zu jenen des unveränderlichen Systems standen. Nach Ablesung des Trommelteils bis zur Gleichstellung beider Streifensysteme auf Koinzidenz wird die Kammer, die die Kontrollflüssigkeit enthielt, gereinigt und die zweite Probe der Kontrolle hineingegeben und nun wieder ausgemessen. Hierauf wird jene Kammer gereinigt, in der sich das Substratserum befand, in dieses vom Kontrollserum hineingefüllt und nun wieder ausgemessen. Ein Abbau zeigt sich in einer Steigerung der Trommelteile über 3—4.

3. Extraktreaktion nach Sellheim, Lüttge und von Mertz[1]).

Eine Ampulle zu 1 ccm von Organextrakten flüssiger Natur, die von der Firma D. A. Wolff, Bielefeld bezogen werden können, wird zu 1 ccm nicht inaktiviertem Serum gesetzt; es wird nun kurz durchgeschüttelt, dann 10 ccm absoluten Alkohols (98—99,5 Vol. %) zugesetzt, hierauf nochmals geschüttelt, und durch ein gewöhnliches Filter filtriert. Über der kleinen Stichflamme wird nun das Filtrat mit 0,2 ccm einer 1%igen alkoholischen Ninhydrinlösung genau 1 Min. gekocht. Zu der noch heißen Flüssigkeit gibt man einen Tropfen $n/_{20}$ HCl aus einer Pipette, die 20 Tropfen im Kubikzentimeter faßt. Positive Reaktion äußert sich durch Blaufärbung.

Die Herstellung der Extrakte ist heute noch sehr schwierig, weshalb sie hier nicht geschildert worden ist.

Die Einstellung der Extrakte erfolgt in der Weise, daß verschiedene Verdünnungen der Extrakte mit Serum zusammengebracht werden, die durch einen spezifischen Abbau charakterisiert werden; es wird jene Verdünnung gewählt, die spezifisch reagiert (z. B. darf Plazentaextrakt nur mit Gravidenserum, nicht mit Karzinomserum positiv reagieren). Die Einstellung läßt sich auf Grund der Analyse des Säure- und Eiweißgehaltes, den ein bestimmter Extrakt haben muß, exakt durchführen.

4. Antitrypsinnachweis nach Fuld[2]), Groß[3]), (Bergmann und Meyer)[4]).

Absteigende Mengen einer Trypsinlösung (1.0, 0.9, 0.8 bis 0.1) werden mit 0,9%iger NaCl-Lösung auf 1 ccm ge-

---

[1]) Lüttge und von Mertz: Deutsche med. Wochenschr. 1926. Nr. 40. Sellheim: Münch. med. Wochenschr. 1926. Nr. 45, S. 1868.
[2]) Fuld: Arch. f. experim. Pathol. u. Pharmak. Bd. 58, S. 157. 1906.
[3]) Groß: ebenda.
[4]) Bergmann und Meyer: Berl. klin. Wochenschr. 1908. Nr. 45. S. 1673.

bracht. Die Trypsinlösung wird in der Weise hergestellt, daß man 0,25 reines Trypsin (Grübler) in 25 ccm 0,9%iger NaCl-Lösung einträgt und nach Zusatz von 0,25 ccm einer Normalsodalösung auf 250 ccm mit der Kochsalzlösung auffüllt. Die Röhrchen mit den Trypsinverdünnungen werden nun je mit 2 ccm einer 1%igen Kaseinlösung beschickt. Diese wird in der Weise bereitet, daß man 0,25 g Kasein (Hammarsten) mit 25 ccm destillierten Wassers versetzt, 15 Tropfen einer Normalsodalösung hinzufügt, unter Erwärmen löst und mit destilliertem Wasser auf 250 ccm auffüllt. Die Gläschen werden nun auf 30 Minuten in ein Wasserbad oder einen Brutschrank bei 38⁰ gestellt. Dann werden zu dem Inhalt eines jeden Röhrchens 6 Tropfen einer essigsauren alkoholischen Lösung (1 Teil Essigsäure, 49 Teile Wasser, 50 Teile 96%iger Alkohol) zugesetzt, geschüttelt und nach $^1/_2$ Minute abgelesen. So wird die kleinste Fermentmenge festgestellt, bei der die Flüssigkeit noch klar bleibt. Diese Menge stellt den Trypsintiter dar; im Hauptversuch beginnt man mit dieser Trypsinmenge und steigt an bis 1,2 oder mehr. Die Auffüllung geschieht wieder mit 0,9%iger NaCl-Lösung. Dann beschickt man jedes Röhrchen mit 2 ccm der Kaseinlösung und 0,5 ccm einer 2%igen Lösung des betreffenden Blutserums = 0,1 (ebenfalls mit 0,9%iger NaCl-Lösung verdünnt). Von der Rückenmarksflüssigkeit ist es zweckmäßig, die 10fache Menge zu nehmen. Nach einer halben Stunde Aufenthalt im Brutschrank oder im Wasserbade bei 38⁰ werden zu jedem Röhrchen 6 Tropfen der alkoholischen Essigsäurelösung hinzugefügt, dann geschüttelt und nach einer halben Minute abgelesen. Die größte Menge der Trypsinlösung, bei welcher aber noch eine Spur Trübung auftritt, stellt nun den Hemmungstiter (Becker) dar, jene, bei welcher als erste eine Trübung nicht mehr nachzuweisen ist, den Neutralisationstiter (Rosental). Der absolute Index der antitryptischen Kraft wird dann durch die Formel

$$\frac{(a_1 - a) \, 100}{a}$$

angeben, wobei a den Trypsintiter, a_1 den Neutralisationstiter darstellt. Es empfiehlt sich, diese Art der Berechnung festzuhalten.

E. Kolloidchemische Methoden.

1. Goldsolreaktion nach C. Lange[1]).

Die kolloidale Goldsollösung wird nach Lange in der Weise hergestellt, daß man zu 1000 ccm zweimal destillierten Wassers 10 ccm 1%iges Goldchlorid und 10 ccm 2%ige Pottasche hinzufügt, dann schnell aufgekocht und unter starkem Umschütteln 10 ccm 1%iges Formol schnell, aber portionsweise hinzutreten läßt. Nach einiger Zeit färbt sich die Flüssigkeit schwach rosa, die Färbung wird dann immer dunkler, bis sie, wenn die Lösung richtig hergestellt ist, einen satt purpurroten Ton annimmt. Bläuliche und nicht durchsichtige Lösungen dürfen nicht verwendet werden. Ein rauchiger Oberflächenschimmer schließt die Verwendung der Lösung nicht aus.

Eicke[2]) stellt die Goldlösung in der Weise her, daß er zu einem Liter ganz frisch destillierten Wassers 10 ccm der 1%igen Goldchloridlösung und 5 ccm einer 5%igen Traubenzuckerlösung hinzusetzt und zum Sieden erhitzt. Gleich nach dem Aufkochen wird tropfenweise 5%ige Pottaschelösung hinzugesetzt und zwar so lange, bis die Flüssigkeit tief rot gefärbt ist, wozu meist 3,8—4 ccm Pottasche erforderlich sind. Vor Anstellung der Reaktion wird die Salzempfindlichkeit der Goldsollösung in der Weise geprüft, daß man in eine Röhrchenreihe je 1 ccm 0,1—0,7%ige NaCl-Lösung einfüllt und überall je 5 ccm der Goldsollösung hinzusetzt. Nach Schütteln läßt man die Röhrchen bei Zimmertemperatur stehen und liest nach etwa 3 Stunden ab. Zum Hauptversuch benützt man die höchst konzentrierte Kochsalzlösung, die das Goldsol noch unverändert läßt (Titer). Abb. 18 bringt einen solchen Salzvorversuch im Kurvenbild mit mehreren Goldsollösungen.

Die Reaktion wird nun so angestellt, daß man sich eine Reihe von 16 Gläschen aus Jenenser Glas zurechtstellt. In das erste Gläschen kommen nun 0,2 ccm Liquor plus 1,8 ccm, in die anderen je 1 ccm der aus titrierten NaCl-

---

[1]) Lange: Berl. klin. Wochenschr. 1912. Nr. 19. — Zeitschr. f. Chemotherapie Bd. 1, S. 1.
[2]) Eicke: Münch. med. Wochenschr. 1913. Nr. 49.

48   Untersuchungsmethoden.

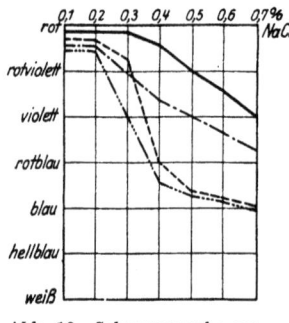

Abb. 18. Salzvorversuche zur Goldsolreaktion.

Lösung; nach Mischung wird 1 ccm in das zweite Gläschen übertragen und so fort; aus dem vorletzten Gläschen wird nach Mischung 1 ccm wegpipettiert. In das letzte Gläschen kommt die Kontrolle, 1,0 ccm der austitrierten NaCl-Lösung. Nun werden zu jedem Gläschen 5 ccm der Goldsollösung hinzugesetzt und geschüttelt Die Röhrchen bleiben bei Zimmertemperatur stehen.

Name: .... Datum: 1913

P.-Nr. .... Diagnose: ....

Abt.: ....

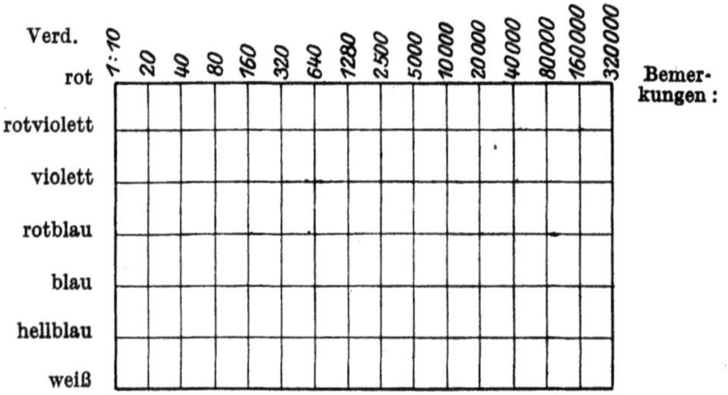

Verd.	1:10	20	40	80	160	320	640	1280	2500	5000	10000	20000	40000	80000	160000	320000	Bemerkungen:
rot																	
rotviolett													.				
violett																	
rotblau																	
blau																	
hellblau																	
weiß																	

Abb. 19. Schema zur Goldsolreaktion nach Lange.

Abgelesen wird am besten nach 24 Stunden, da nach dieser Zeit das Resultat konstant bleibt. Die Ablesung wird in Kurvenform registriert, wie es C. Lange eingeführt hat (Abb. 19 u. Abb. 28, 32, 37 u. 41), indem auf die Ordinate (den negativen Teil, da es sich um den IV. Quadranten

Mastixreaktion. 49

handelt) die Farbänderung des Goldsols (rot, rotviolett, violett, rotblau, blau, hellblau, weiß), auf die Abszisse die Verdünnungen ($^1/_{10}$—$^1/_{160\,000}$) eingetragen werden. Alles Nähere siehe im III. Teil.

2. Mastixreaktion.

a) Nach Emanuel (Originaltechnik)[1]). Die Mastixlösung wird in der Weise hergestellt, daß man zu 100 ccm absoluten Alkohols 10 g Mastix hinzusetzt, schüttelt und filtriert. Vor jedem Versuch wird dann 1 ccm der Stammlösung und 9 ccm absoluten Alkohols schnell in 40 ccm destillierten Wassers geblasen. Es werden 0,5 ccm Liquor + 1,5 ccm 1,25%iger NaCl-Lösung gemischt, in drei andere Gläschen kommt je 1 ccm 1,25%iger NaCl-Lösung und durch Übertragung von 1 ccm von einem Gläschen zum anderen werden, wie bei der Goldsolreaktion, vier Verdünnungen hergestellt. Zu je 1 ccm der Verdünnungen kommt 1 ccm der Mastixversuchslösung. Als Kontrolle dient 1 ccm 1,25%ige NaCl-Lösung + 1 ccm der Mastixversuchslösung.

b) Nach Jacobsthal und Kafka[2]). Nach Hinzufügung von 10 g Mastix zu 100 ccm absoluten Alkohols wird geschüttelt und vor der Filtration 24—28 Stunden im Eisschrank stehengelassen, dann wird filtriert. Die Versuchslösung wird in der Weise hergestellt, daß man 1 ccm der Stammlösung mit 9 ccm absoluten Alkohols mischt, in eine 10 ccm-Pipette aufnimmt und in 40 ccm destillierten Wassers, das sich in einem Erlenmeyerkolben befindet, unter leichtem Schütteln tropfenweise einfließen läßt, so daß die Mischungszeit ungefähr 50 Sekunden beträgt. Dann läßt man es eine $^1/_2$ Stunde bei Zimmertemperatur stehen (Reifungszeit) und stellt nun mit der Versuchslösung einen Vorversuch an, indem man je 1 ccm Kochsalzlösungen von 0,1 bis 1$^1/_2$% mit 1 ccm der Mastixversuchslösung versetzt und die Röhrchen viermal aus dem Handgelenk schüttelt. Die Kochsalzlösungen werden stets aus 10%iger Stammlösung hergestellt, welche letztere man in der Weise bereitet, daß man 10 g Kochsalz abwiegt und so

---
[1]) Emanuel: Berl. klin. Wochenschr. 1915. Nr. 30. S. 792.
[2]) Jacobsthal und Kafka: Hamburger Ärzte-Correspondenz 1916. Nr. 2. — Berl. klin. Wochenschr. 1917.

lange zweimal destilliertes Wasser hinzusetzt, bis das Gewicht 100 g beträgt. Aus dem Vorversuch wählt man durch Besichtigung gegen diffuses Tageslicht (künstliches Licht ist nicht zu empfehlen) nun die erste auflockende Kochsalzkonzentration aus und stellt mit ihnen die Reaktion in ähnlicher Weise wie bei der Goldsolreaktion an; 0,5 ccm Liquor + 1,5 ccm der betreffenden Kochsalzlösung werden gemischt und absteigende Verdünnungen, wie oben beschrieben, hergestellt; man benutzt 12 Röhrchen. Nach Mischung müssen die Röhrchen, viermal aus dem Handgelenk geschüttelt werden, und zwar möglichst gleichmäßig. Als Kontrolle dienen die betreffenden Röhrchen des Vorversuches, die während des ganzen Hauptversuches aufgehoben werden müssen. Das Resultat wird nach 24 Stunden Zimmertemperatur oder auch nach längerer Zeit abgelesen und in einem Schema registriert, das dem Langes nachgebildet ist (Abb. 20 u. Abb. 27, 31, 36, 39 u. 40).

c) **Normomastixreaktion**[1]). Diese Technik steht in innigem Zusammenhang mit der unter b) genannten und soll erst ausgeführt werden, wenn genügende Erfahrung mit der Jacobsthal-Kafka-Methode erworben ist. Die Modifikation arbeitet mit ungefärbten und gefärbten Mastixversuchslösungen. Zur Färbung, die sehr zu empfehlen ist, geht man so vor, daß man bei der Herstellung der Versuchslösung (S. 49) 0,5 ccm konzentrierter alkoholischer Sudanlösung zu 8,5 ccm absoluten Alkohols treten läßt (anstatt der 9 ccm), im übrigen so wie oben vorgeht. Man setzt einen Salzvorversuch, aber mit halben Mengen an. Ist der NaCl-Titer 0,6—0,8%, dann benützt man zur Verdünnung im Hauptversuch eine Normosallösung, die hergestellt wird, wie die jeder Ampullenschachtel beigegebene Gebrauchsanweisung besagt. Man setzt nun die Reihe an, wie sie auf S. 52 links angegeben ist.

Alles andere wie bei b).

Ist der NaCl-Titer unter oder über 0,6—0,8, dann bedient man sich der ersten ausflockenden NaCl-Konzentration, der man auf 99 ccm 1 ccm 0,5%iger Natrium carbonicum-Lösung zusetzt. Bleibt der Titer in den Grenzen 0,6—0,8% durch längere Zeit stabil, so kann zeitweise von der Ausführung des Versuchs abgesehen werden.

---
[1]) Kafka: Deutsche med. Wochenschr. 1921. Nr. 47.

Mastixreaktion. 51

Mastixreaktion Nr. . . .   **Liquor.**

Lab.-Nr.	Datum d. Anstellung d. Reaktion:	Beschaffenheit:
	Mastixstammlösung Nr.:	Blutbeimengung:
Name:	Versuchslösung Nr.: Titer d. Ausfäll.:	Zellzahl: Phase I, Pandy:
	Reifungszeit d. Gebrauchslösung:	W. R. des Liquors:
Prot.-Nr. Abt.:	Temperatur des Raumes:	Ambozeptor nach Weil-Kafka:
		Komplement ,, ,, :
Klinische Diagnose:		Wa. R. des Blutes:
Bemerkungen:		Sonstige Reaktionen:

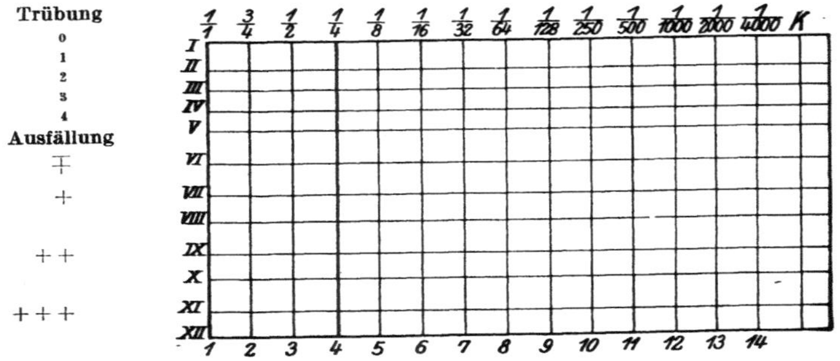

Trübung
0
1
2
3
4

Ausfällung
+
++
+++

1/1 3/4 1/2 1/4 1/8 1/16 1/32 1/64 1/128 1/256 1/500 1/1000 1/2000 1/4000 K
I II III IV V VI VII VIII IX X XI XII
1 2 3 4 5 6 7 8 9 10 11 12 13 14

Na-Cl- Ab-
Lösung lesung
% nach

ungefärbt oder gefärbt

ganze oder halbe Dosen

Kurventypus . . . .

Abb. 20. Schema zur Mastixreaktion nach Jacobsthal und Kafka (von 1:4 an) und zur Normomastixtechnik (von 1:1 an).

4*

Untersuchungsmethoden.

Auf Grundlage der Normomastixreaktion hat Eskuchen eine „Mastixreaktion der Norm" empfohlen. Die Versuchslösung wird, wie oben angegeben, hergestellt, aber ohne Färbung. Der Vorversuch besteht nur aus zwei Röhrchen, von denen das eine 1 ccm 0,5 %iger, das zweite 1 ccm 0,8 %iger NaCl-Lösung enthält. Zu beiden Röhrchen kommt 1 ccm der Mastixversuchslösung. Zeigen beide Röhrchen Flockung, so wird die Versuchslösung verworfen, verwendet wird sie nur, wenn das Röhrchen mit 0,8 %iger NaCl-Lösung allein flockt. Die weitere Technik ist dieselbe bei der Normomastixreaktion, nur erfolgt die Eintragung in ein Schema, das von dem Kafkaschen etwas verschieden ist.

3. Die Paraffinreaktion nach V. Kafka.

0,3 g eines Paraffins, dessen Schmelzpunkt 51—52° beträgt, werden in 100 ccm absoluten Alkohols unter Erwärmen gelöst. Diese Stammlösung läßt man bei Zimmertemperatur stehen, wobei das Paraffin ausfällt. Zur Herstellung der Versuchslösung erhitzt man die gleiche Menge der Stammlösung wie destillierten Wassers genau auf die Schmelzpunktwärme des Paraffins und setzt bei Erreichen dieser Temperatur schnell das destillierte Wasser zur Stammlösung zu. Es entsteht eine trüb-opaleszente Flüssigkeit, die auch in der Kälte nicht ausfallen darf. Die Versuchsanordnung ist nun folgende:

Röhrchen Nr.	1	2	3	4	5	6	7
0,3% NaCl-Lösung	0,75	0,5	0,5	0,5	0,5	0,5	0,5
Liquor	0,25	—	—	—	—	—	—
		0,5	0,5	0,5	usw.		
Verdünnung	$1/4$	$1/8$	$1/16$	$1/32$	$1/64$	$1/128$	$1/250$
Paraffinlösung	0,5	0,5	0,5	0,5	0,5	0,5	0,5

Biologische Methoden. 53

Nach 16—24 Stunden bei Zimmertemperatur wird abgelesen. Die schwächsten Grade der Kolloidveränderung zeigen sich in Aufhellung, bei stärkerer Reaktion ist auch eine Füllung zu beobachten, die an Menge zunimmt, wobei die überstehende Flüssigkeit immer klarer wird.

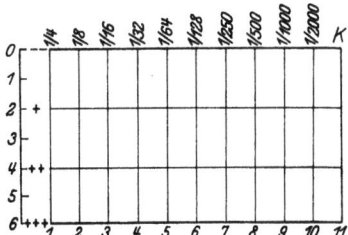

Abb. 21. Schema zur Paraffinreaktion.

Man trägt das Ergebnis in ein Schema ein, an dessen Ordinate man die Kolloidveränderungen als + Zeichen aufgezeichnet sieht. Will man das Resultat aufschreiben, so empfiehlt es sich, ∅ bis+ als 1, + als 2, + bis + + als 3, + + als 4, + + bis + + + als 5, + + + als 6 zu bezeichnen (s. Abb. 21). Kleine Flocken, die auf der trübopaleszenten Flüssigkeit schwimmen, werden selbstverständlich nicht gerechnet.

F. Biologische Methoden.

1. Bestimmung der Senkungsgeschwindigkeit der roten Blutkörperchen.

a) Mikromethode nach F. Plaut[1]). Man läßt in einen weiten Meßzylinder oder in eine Luersche Spritze oder in das Gläschen der in Abb. 2 dargestellten Apparatur, in die man 2,5 ccm einer 5%igen Natriumzitratlösung in 0,9%ige NaCl-Lösung eingefüllt hat, 7,5 ccm (bis Teilstrich 10 ccm) Blut aus der Vene eintreten. Während des Bluteintrittes schüttelt man das Gefäß und auch nachher wird geschüttelt. Dann wird die Mischung in lange schmale gleichmäßige Gläser eingefüllt, die Zeit notiert und mit

---

[1]) F. Plaut: Münch. med. Wochenschr. 1920. Nr. 10.

54   Untersuchungsmethoden.

Hilfe einer Skala nach bestimmter Zeit die Entfernung zwischen Flüssigkeitsmeniskus und jenem der Blutkörperchen gemessen (Abb. 22). Kurvenmäßige Aufzeichnung.

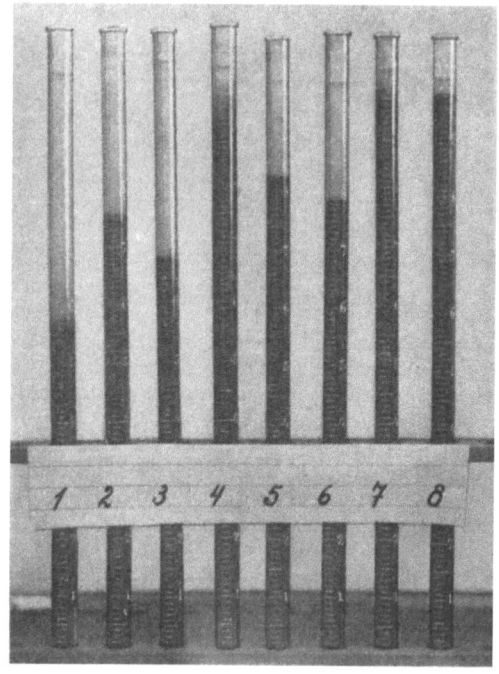

Abb. 22. Bestimmung der Senkungsgeschwindigkeit der roten Blutkörperchen.
8 normal ♂.   7 normal ♀.   1 6 Paralysen.

b) **Mikromethode nach Müller-Scheven**[1]). In die aus Abb. 23 ersichtlichen Kapillaren von 1 mm Durchmesser und 15 cm Länge wird bis Teilstrich 3 5%ige Natrium citricum-Lösung aufgesogen und gleich wieder in ein kleines vor jeder Kapillare stehendes Glasröhrchen ausgeblasen. Dann wird nach Einstich am Ohrläppchen oder

---
[1]) Müller-Scheven: Deutsche med. Wochenschr. 1926. Nr. 45.

Fingerbeere bis zu Teilstrich 12 Blut mit derselben Kapillare aufgesaugt und in die gleichen Röhrchen zu der Natrium citricum-Lösung ausgeblasen. Nun wird das Röhrchen zur Mischung geschüttelt und bis zur Marke 10 aufgesaugt. Vor dem senkrechten Aufstellen muß man die

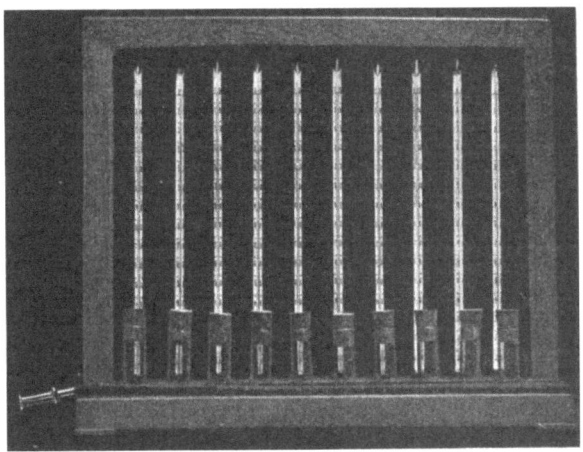

Abb. 23. Mikromethode zur Bestimmung der Senkungsgeschwindigkeit nach Müller-Scheven.

Blutsäule etwas nach oben saugen, damit bei der senkrechten Stellung zuerst nichts ausfließt.

Die abgelesenen Zahlen decken sich mit jenen der Makromethode.

2. Wassermannsche Reaktion.

Vorbemerkung. Die Ausführung der Wassermannschen Reaktion nach der Originaltechnik ist seit 11. Juli 1919 obligatorisch geworden. Dementsprechend sind auch ausführliche und genaue Ausführungsbestimmungen erlassen worden. Es sei diesbezüglich auf das Buch von Traugott Baumgärtel „Die staatlichen Bestimmungen über die Ausführung der Wassermannschen Reaktion" hingewiesen. Wir haben daher auf die ausführliche Wiedergabe der Originaltechnik verzichtet und bringen unter „Laboratoriumstechnik" die bei uns übliche Methodik.

Untersuchungsmethoden.

a) Laboratoriumsmethode.

A. Darstellung der zur Wa.R. nötigen Reagenzien.

I. Extrakte.

α) **Lueslebere xtrakte.** Die Leber eines luetischen Fötus wird herausgenommen, von Gefäßen usw. befreit; verschieden große Stücke werden abgewogen, in der Fleischmaschine zerkleinert und mit der Schere zerrieben. Dann werden auf je 1 g Organsubstanz 6 ccm absoluten Alkohols zugesetzt. Dann läßt man 1 Stunde bei Zimmertemperatur extrahieren. Nachdem die Flaschen durch Umwickeln mit schwarzem Papier vor Licht geschützt worden sind, werden sie 24 Stunden geschüttelt, dann $^1/_2$—1 Stunde zentrifugiert und die überstehende Flüssigkeit abgegossen. Die Aufbewahrung erfolgt bei Zimmertemperatur und gegen Licht geschützt.

β) **Alkoholische Normalextrakte.** Am meisten bewährt haben sich die Herzextrakte, und zwar eignen sich Herzen von an verschiedenen Krankheiten Verstorbenen, besonders auch Herzen von Paralytikern. Nachdem das Herz bei der Sektion herausgenommen ist, wird das Herzfleisch zerkleinert, von Blutgerinnseln und Bindegeweben befreit, abgetupft und gereinigt. Es wird dann im Mörser weiter zerkleinert und hierauf absoluter Alkohol hinzugefügt, und zwar im Verhältnis 1 g Herzfleisch zu 10 ccm Alkohol (bei Meerschweinchenherzen 1 : 50). Dann wird 16—24 Stunden im Schüttelapparat geschüttelt (oder bei Meerschweinchenherzen 4—6 Stunden bei 60—62° extrahiert). Hierauf wird filtriert. Das Filtrat ist meist ganz klar und bleibt auch so. Es wird bei Zimmertemperatur und gegen Licht geschützt aufbewahrt.

Die Wirkung der Herzextrakte wird nach H. Sachs dadurch erhöht, daß man zu 10 ccm alkoholischen Auszug 1 ccm 1%iger alkoholischer Cholesterinlösung hinzusetzt.

II. Krankenserum und Liquor.

Das Blut wird durch Venenpunktion entnommen; Blut aus dem Ohre oder Fingerbeere eignet sich weniger. Zur Ausführung der Orginalreaktion muß das Serum möglichst bald inaktiviert werden, d. h. es wird $^1/_2$ Stunde bei 56° erwärmt, dann im Eisschrank bis zum Versuche aufbewahrt. Die Rückenmarksflüssigkeit soll stets in aktivem und inaktivem Zustand untersucht werden. (Eicke und Löwenberg[1]), Rizzo[2]).) Ist der Liquor stark blutig, dann kann nur der inaktivierte Liquor nach Zentrifugieren untersucht werden.

III. Komplementgewinnung.

a) Durch Entblutung. Am Versuchstage werden einem Meerschweinchen die großen Halsschlagadern durchgeschnitten und das herausströmende Blut aufgefangen, wobei durch rhythmischen Druck auf das Herz die herausströmende Blutmenge vermehrt werden kann. Nach Gerinnung wird der Blutkuchen von den Wänden abgelöst; das ausgeschiedene Serum wird abgegossen und zentrifugiert. Es muß frisch verwendet oder im Frigolo im gefrorenen Zustand aufbewahrt werden. Bei größeren Versuchsreihen empfiehlt sich die Mischung der Seren von zwei oder mehreren Meerschweinchen.

b) Durch Herzpunktion. Das Meerschweinchen wird so gehalten, wie Abb. 24 zeigt. Man tastet dann die Lage des Herzens ab, desinfiziert und sticht mit einer dünnen Kanüle, mit der eine 5 ccm Rekordspritze armiert ist, ein und saugt leicht an.

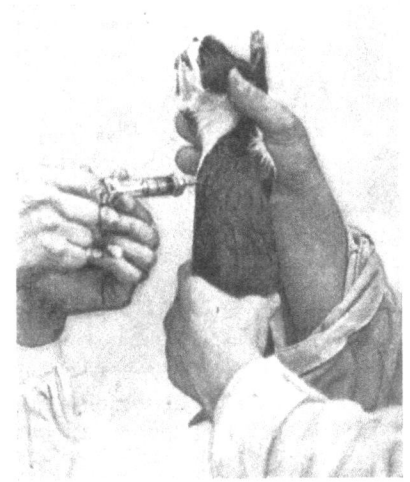

Abb. 24. Herzpunktion des Meerschweinchens.

Bei einigen gelingt die Herzpunktion leicht. Wir entnehmen großen Tieren 5 ccm,

---
[1] Eicke und Löwenberg: Med. Klin. 1921. Nr. 14.
[2] Rizzo: A. R. di Biol. norm. e patol. 1910. Bd. 44, S. 13.

kleineren 2—3 ccm. Eine nachfolgende Kochsalzinjektion ist selten nötig; die Indikation dazu ist am Verhalten der Tiere deutlich erkennbar.

Es empfiehlt sich, das Komplement zu konservieren. Wir mischen nach C. Lange 1 ccm Komplement mit 0,3 einer 24%igen NaCl-Lösung. Vor dem Gebrauch verdünnt man 1,3 ccm der Mischung + 8,7 ccm dest. Wasser, um 10%iges Komplement zu erhalten.

IV. Der hämolytische Immunkörper.

a) Herstellung durch intravenöse Injektion. In die Ohrvene eines Kaninchens werden 1 ccm 100%iger oder 2 ccm 50%iger Hammelblutaufschwemmung (s. u.) injiziert. Nach 5—6—7 Tagen wird diese Manipulation wiederholt und nach dem gleichen Zeitraum wird nochmals injiziert. Nach weiteren 5—6 Tagen wird eine Probeblutentnahme von wenigen Kubikzentimetern gemacht.

Bei genügend hohem Titer wird das Tier entblutet (s. u.).

b) Herstellung durch intraperitoneale Injektion. Ein Kaninchen wird mit dem Kopfe nach abwärts senkrecht gehalten und 1 ccm (oder mehr) 100%iger Hammelblutaufschwemmung intraperitoneal injiziert; nach 3—4 Tagen werden 2, nach weiteren 3—4 Tagen 4 (oder mehr) ccm in gleicher Weise eingespritzt. Nach weiteren 3 Tagen erfolgt eine Probeblutentnahme aus der Ohrvene. Ist der Titer genügend hoch, dann wird das Tier durch Einbindung einer Kanüle in die Karotis, Durchschneidung derselben oder Halsschnitt vollkommen entblutet. Nach Ausscheidung des Serums wird es inaktiviert und unter sterilen Kautelen in kleinen Fläschchen am besten in gefrorenem Zustande aufbewahrt.

V. Die Hammelblutkörperchen.

Nach Schur und Reinigung der Gegend einer Vena jugularis des Hammels wird eine weite Kanüle in diese eingestoßen. Das Blut wird in ein steriles Gefäß, das sterile Glasperlen enthält, unter Schütteln aufgenommen; das Schütteln muß durch 5—10 Minuten weiter fortgesetzt werden, um das Blut zu defibrinieren. Es ist auch gestattet, das Blut im Verhältnis 10 : 1 in einer 10%igen Natrium citricum-Lösung aufzunehmen. Es wird dann zentrifugiert das Plasma abgegossen, 0,9%ige NaCl-Lösung hinzugefügt, wieder zentrifugiert und diese Prozedur noch zweimal wiederholt, bis die so überstehende Flüssigkeit vollkommen wasserklar ist. Es wird entweder direkt aus dem Sediment eine 5%ige Aufschwemmung hergestellt, indem man z. B. zu 5 ccm Sediment 95 ccm 0,9%ige NaCl-Lösung hinzusetzt, oder man füllt das Sediment mit 0,9%iger NaCl-Lösung auf die ursprüngliche Blutmenge auf und stellt aus dieser Stammflüssigkeit die 5%ige Aufschwemmung her.

B. Einstellung

I. Der Extrakte.

Absteigende Mengen der Extrakte werden mit verschiedenen sicher positiven und sicher negativen Seren und Rückenmarksflüssigkeiten in den Wassermannschen Versuch eingestellt. Als Kontrollen laufen nebenher Proben mit 1 bis 2 schon austitrierten Extrakten, dann die gegenüber der Maximaldosis doppelte und die dieser gleiche Extraktmenge ohne Hinzufügung von Patientenserum, sowie die doppelte Menge von letzterem ohne Extrakt. Gewählt wird jene Extraktmenge, die mit den positiven Seren durchweg die deutlichste Hemmung, mit den negativen Seren einwandfreie Hämolyse zeigt. Sie ist bei alkoholischen Normalextrakten meist 0,2 ccm. Bezüglich der Extraktverdünnungen und der ganzen Ausführung des Versuches siehe unten.

II. Des hämolytischen Immunserums.

Wird der Ambozeptor zum ersten Male austitriert, dann muß eine größere Reihe auseinanderliegender Verdünnungen angesetzt werden, z. B.

Tabelle 7.

Ambozeptor-verdünnung	Menge	0,9%ige NaCl-Lös.	Wirkliche Verdünnung
1 : 100	1,0	—	1 : 100
1 : 100	0,4	0,6	1 : 250
1 : 100	0,2	0,8	1 : 500
1 : 1000	1,0	—	1 : 1000
1 : 1000	0,8	0,2	1 : 1250
1 : 1000	0,7	0,3	1 : 1428
1 : 1000	0,6	0,4	1 : 1666
1 : 1000	0,5	0,5	1 : 2000
usw.			usw.

Ist der Titer eines Ambozeptors schon bestimmt, dann genügt es, vor jedem Versuche die angrenzenden Verdünnungen anzusetzen, z. B. der Titer wäre 1 : 2000:

Tabelle 8.

Ambozeptor-verdünnung	Menge	0,9%ige NaCl-Lös.	Wirkliche Verdünnung
1 : 1000	1,0	—	1 : 1000
1 : 1000	0,9	0,1	1 : 1111
1 : 1000	0,8	0,2	1 : 1250
1 : 1000	0,7	0,3	1 : 1428
1 : 1000	0,6	0,4	1 : 1666
1 : 1000	0,5	0,5	1 : 2000
1 : 1000	0,4	0,6	1 : 2500
1 : 1000	0,3	0,7	1 : 3333

Zu den Ambozeptorverdünnungen wird hinzugesetzt, je nach Laboratoriumsbrauch 1 ccm $^1/_{10}$ oder $^1/_{20}$ Komplement oder eventuell die austitrierte Komplementmenge, außerdem noch 2 ccm 0,9%ige NaCl-Lösung und schließlich je 1 ccm 5%iger Hammelblutaufschwemmung. Als Kontrollen dienen:

1. 1 ccm   Komplementverdünnung + 1 ccm   5%iges Hammelblut + 2 ccm 0,9%ige NaCl-Lösung.

2. 3 ccm   0,9%ge   Kochsalzlösung + 1 ccm   5%iges Hammelblut.

Das Ganze kommt in den Brutschrank bei 37° und wird abgelesen, wenn die Hämolyse nicht mehr fortschreitet, was meist nach 1½ Stunden der Fall ist. Den sogenannten hämolytischen Titer des Immunserums stellt dann die kleinste Ambozeptormenge dar, die noch vollkommene Blutlösung hervorgerufen hat. Für den Wassermannschen Versuch wird das 2½fache Multiplum dieser Ambozeptormenge verwendet.

III. Des Komplements.

Es werden fallende Dosen von frischen Meerschweinchenseren (0,08—0,03) mit 0,9%iger NaCl-Lösung auf 1 ccm aufgefüllt. Dann wird 1 ccm der aus obigem Vorversuch bekannten kleinsten vollkommen lösenden Ambozeptordosis hinzugesetzt, hierauf 2 ccm 0,9%iger NaCl-Lösung und schließlich 1 ccm 5%igen Hammelblutes. Das Resultat wird wie im obengenannten Vorversuch abgelesen.

Die kleinste vollkommen lösende Komplementdosis wird für die Serumkontrolle verwendet. Will man die für die Extraktröhrchen nötige Komplementmenge bestimmen, so werden fallende Komplementmengen angesetzt (0,1— 0,04), auf 1 ccm mit 0,9%iger NaCl-Lösung aufgefüllt, dann die Ambozeptordosis, ebenfalls enthalten in 1 ccm, hierauf wird die Extraktdosis, enthalten in 1 ccm, hinzugesetzt dann noch 1 ccm 0,9%ige NaCl-Lösung und schließlich 1 ccm 5%iger Hammelblutaufschwemmung. Ablesung nach $1^1/_2$—2 Stunden Aufenthalt im Brutschrank bei 37^0. Die jetzt kleinste lösende Komplementdosis wird im Hauptversuch den Extraktröhrchen zugesetzt.

Anmerkung: Die Auswertung der Extrakte ist nur nach der Frischherstellung und dann nötig, wenn sich eine Abschwächung derselben zeigt. Die Auswertung des Ambozeptors muß vor jedem Wassermannschen Versuch ausgeführt werden. Von manchen Autoren (M. Stern) wird dieser Versuch unter Hinzufügung der Extrakte und ohne dieselben vorgenommen und die betreffenden Mengen im Hauptversuch eingesetzt. Die Auswertung des Komplements empfiehlt sich. Es wird jetzt fast allgemein in halber bzw. Vierteldosis (2,5 bzw. 1,25 Gesamtvolumen) gearbeitet, wobei die Mengen der Reagenzien ebenfalls durch 2 oder 4 dividiert werden.

C. Hauptversuch.

0,2 ccm des inaktiven Patientenserums werden mit 0,8 ccm 0,9%iger NaCl-Lösung auf 1 ccm aufgefüllt. Hinzu kommt die Extraktdosis, enthalten in 1 ccm. Es wird dabei so vorgegangen, daß man, wenn z. B. 0,2 die Extraktdosis darstellt und 0,8 die zur Auffüllung nötige Menge der 0,9%igen NaCl-Lösung, sich berechnet, wieviel Gläschen man beschicken will, um die Extraktdosis mit dieser Zahl zu multiplizieren (z. B. 10 Gläschen 2 ccm Extrakt), und unter ständigem Schütteln die berechnete Menge der 0,9%igen NaCl-Lösung (z. B. 8 ccm) tropfenweise in die Extraktmenge eintreten läßt. Dann wird 1 ccm der austitrierten Komplementverdünnung (die Verdünnung natürlich auch mit 0,9%iger NaCl-Lösung hergestellt) hinzugefügt. Als Kontrolle wird ein Röhrchen hinzugesetzt, das statt des Extraktes 1 ccm 0,9%iger

62 Untersuchungsmethoden.

NaCl-Lösung enthält. Nach Schütteln kommen die Röhrchen in den Brutschrank bei 37° auf $1^1/_2$ Stunde. Nach Boas ist es am geeignetsten, wenn man den Versuch $^3/_4$ Stunde bei 37° binden läßt. $^1/_4$ Stunde vor Ablauf der Bindungszeit stellt man sich die für die Röhrchen nötige Ambozeptormenge, und zwar die $2^1/_4$fache Titerdosis in 1 ccm, her (z. B. es sei der Ambozeptortiter im Versuch $^1/_{2000}$ gewesen; die $2^1/_2$fache Menge ist $^1/_{2000} \cdot ^5/_2 = ^1/_{800}$. Sind nun 20 Röhrchen zu beschicken, so braucht man $^{20}/_{800} = ^1/_{40} = 0{,}025$ ccm Ambozeptor; diese Menge füllt man mit 0,9%iger NaCl-Lösung auf 20 ccm auf) und setzt dazu die gleiche Menge 5%iger Hammelblutaufschwemmung (z. B. 20 ccm). Diese Mischung bleibt eine $^1/_4$ Stunde im Brutschrank bei 37°; nach Ablauf dieser Zeit werden zu jedem Röhrchen des Hauptversuchs 2 ccm des Ambozeptor-Hammelblutgemisches hinzugesetzt. Nach Schütteln kommt der Versuch wieder in den Brutschrank. Die Ablesung geschieht, wenn sämtliche Serumkontrollen vollkommen gelöst sind, oder nach 2 Stunden; die Röhrchen kommen hierauf in den Eisschrank, und nach 16 Stunden wird endgültig abgelesen. Das oben Gesagte gilt für die originale Versuchsanordnung mit 5 ccm Gesamtvolumen. Arbeitet man, wie es jetzt fast allgemein geschieht, mit halben oder viertel Gesamtvolumen, so müssen natürlich nur die Hälfte resp. ein Viertel der obigen Mengen der einzelnen Reagenzien zur Verwendung kommen. Die Ablesung geschieht in der Weise, daß man vollständige Hemmung der Hämolyse als ++++
starke ,, +++
mittelstarke ,, ++
mäßige, aber deutliche ,, +
bezeichnet; geringere Grade werden als große Kuppe, kleine Kuppe und inkomplett oder schwach +, ± und inkomplett bezeichnet. Man kann auch nach Boas die Grade der Hämolyse zahlenmäßig darstellen, indem man sie mit Hämoglobinverdünnungen, zu denen wachsende Mengen destillierten Wassers gesetzt werden, vergleicht.

Notwendig ist es, 1. daß jedes Serum mit mehreren, möglichst auch mit Cholesterinextrakten angesetzt wird,

2. daß bei der Einstellung weniger in ihrer Reaktion noch unbekannten Sera ein sicher positives und ein sicher

Wassermannsche Reaktion.

negatives mitgeführt wird, was sich bei großen Versuchen erübrigt. Ein solcher Hauptversuch (ohne Kontrollen) wird also folgendermaßen aussehen:

Tabelle 9. Beispiel eines Hauptversuches.

Serum	Serummenge	0,9%ige NaCl-Lösung	Extrakt Nr. X	Extrakt Nr. Y	Cholesterinextrakt Nr. Z	0,9%ige NaCl-Lösung	Austitrierte Komplementverdünnung	2½fach sensibil. 5%ige Hammelblutaufschwemmung	Ergebnis nach 1½ St. 37° 16 St. Eisschrank
Patientenserum Nr. .... inaktiv	0,2	0,8	0,2	—	—	0,8	1,0	2,0	+ + +
	0,2	0,8	—	0,2	—	0,8	1,0	2,0	+ + +
	0,2	0,8	—	—	0,15	0,85	1,0	2,0	+ + +
	0,2	0,8	—	—	—	1,0	1,0	2,0	∅
Patientenserum Nr. .... inaktiv	0,2	0,8	0,2	—	—	0,8	1,0	2,0	+
	0,2	0,8	—	0,2	—	0,8	1,0	2,0	+
	0,2	0,8	—	—	0,15	0,85	1,0	2,0	+ + +
	0,2	0,8	—	—	—	1,0	1,0	2,0	∅
Normalserum Nr. .... inaktiv	0,2	0,8	0,2	—	—	0,8	1,0	2,0	∅
	0,2	0,8	—	0,2	—	0,8	1,0	2,0	∅
	0,2	0,8	—	—	0,15	0,85	1,0	2,0	∅
	0,9	0,8	—	—	—	1,0	1,0	2,0	∅
Luesserum Nr. .... inaktiv	0,2	0,8	0,2	—	—	0,8	1,0	2,0	+ + +
	0,2	0,8	—	0,2	—	0,8	1,0	2,0	+ + +
	0,2	0,8	—	—	0,15	0,85	1,0	2,0	+ + +
	0,2	0,8	—	—	—	1,0	1,0	2,0	∅

(Spalte Austitrierte Komplementverdünnung: Stunden bei 37°, 1½)

b) Auswertungsverfahren. Während für die Originalreaktion eine Menge von 0,2 des inaktiven Serums bzw. der Rückenmarksflüssigkeit anzusetzen ist, ist es für verschiedene später zu erörternde Zwecke nötig, mit der Flüssigkeitsmenge zu steigen bzw. zu fallen. Das erstere ist für die Diagnostik aus der Rückenmarksflüssigkeit ganz besonders bedeutsam geworden (Hauptmann)[1]. Die Technik bleibt somit die gleiche, nur werden Röhrchen angesetzt z. B. mit 0, 2, 0,4, 0,6, 0,8, 1,0 Liquor, wobei das zu 1 ccm Fehlende durch 0,9%ige NaCl-Lösung

---
[1] Hauptmann und Hoeßli: Münch. med. Wochenschr. 1910. Nr. 30.

ersetzt wird. Auch mit dem Blutserum kann man in gleicher Weise steigen, doch genügt hier als Maximalmenge 0,5; bei 1,0 ist große Vorsicht geboten. Andererseits kann sowohl mit der Liquor, wie mit der Serummenge herabgegangen werden, indem man z. B. einsetzt: 0,2, 0,1, 0,05, 0,025, 0,01 und natürlich in gleicher Weise auf 1,0 mit 0,9%iger NaCl-Lösung auffüllt. Dieses Verfahren ist besonders bei Kontrolle der Behandlung von Wichtigkeit.

c) **Sternsche Reaktion (modifiziert).** Hierzu wird das Serum im frischen, aktiven Zustande verwendet, Es wird daher das Gesamtvolumen nur 4 ccm (2 ccm bei Halbdosen, 1 ccm bei Vierteldosen) betragen, da man beim Bindungsversuche nur 0,2 Serum + Extrakt ansetzt. Vom Extrakt wird nun die halbe Menge genommen, als im inaktiven Versuch (also z. B. inaktiv, 0,2 Extrakt + 0,8 0,9%ige NaCl-Lösung, aktiv 0,1 Extrakt + 0,9 0,9%ige NaCl-Lösung). Nach $1^1/_2$ stündiger Bindung werden wie im inaktiven Versuch 2 ccm der sensibilisierten 5%igen Hammelblutkörperchen-Aufschwemmung zugesetzt, nur wird zur Sensibilisierung nicht die $2^1/_2$, sondern die 10 fache total lösende Ambozeptordosis verwendet (wir verwenden nicht wie Stern 2,5%ige Hammelblutaufschwemmung).

d) **Kältemethode nach Jacobsthal**[1]). Als Extrakte werden alkoholische Herzextrakte und Cholesterinherzextrakte verwendet. Letztere werden so hergestellt, daß zu 9 Teilen Herzextrakt 1 Teil 1%ige alkoholische Lösung von Cholesterin Kahlbaum zugesetzt wird. Zum Versuch werden 10 Teile Kochsalz zu einem Teil des Cholesterinextraktes unter Schütteln zugesetzt. Der Ambozeptorversuch wird mit dem Gesamtvolumen von 2,5 ccm angesetzt ($^1/_2$ ccm Ambozeptorverdünnung, $^1/_2$ ccm $^1/_{10}$ Komplement, 1 ccm 0,9%ige NaCl-Lösung, $^1/_2$ ccm 5%iges Hammelblut). Zum Hauptversuch werden bei Verwendung des alkoholischen Herzextraktes $1^3/_4$ bis 2 fach, bei Verwendung des Cholesterinextraktes $2^1/_4$ fach lösende Ambozeptordosen in 0,5 Volumen mit 0,9%iger NaCl-Lösung gebraucht.

Im Hauptversuch, bei dem das Gesamtvolumen ebenfalls 2,5 ist, wird zuerst 0,9%ige NaCl-Lösung ein-

---

[1]) Jacobsthal: Münch. med. Wochenschr. 1910. S. 689.

Flockungs- und Trübungsreaktionen. 65

gefüllt, dann die $^1/_{10}$ Cholesterinextraktdosen 0,5, 0,25, 0,15, dann 0,5 des $^1/_{10}$ inaktivierten Serums, hierauf 0,5 des $^1/_{10}$ Komplements; daneben läuft die Serumkontrolle ohne Extrakt, sowie die Extraktkontrollen, die aus den Mengen 1,0, 0,5, 0,4, 0,3, 0,2 des $^1/_{10}$ Cholesterinextraktes und dem hämolytischen System bestehen, wobei natürlich die Systemkontrolle ohne Extrakt nicht fehlen darf. Alle Röhrchen werden 10—15 Sekunden in einem Eiwassergemisch geschüttelt und kommen dann auf $1^1/_4$ Stunde in den Eisschrank, dann wird Amboseptor und Blut zugesetzt und nach Lösung sämtlicher Kontrollen — nach etwa $^3/_4$ bis 1 stündigem Aufenthalt im Brutschrank — sowie nach weiteren 18 Stunden abgelesen.

3. Flockungs- und Trübungsreaktionen zur Luesdiagnose.

a) Methode nach Sachs und Georgi (S. G. R.)[1]). Feuchter Herzmuskel vom Rinde wird mit Alkohol extrahiert (1 g : 5 ccm). Hierauf werden zur Herstellung optimaler Verhältnisse verschiedene Verdünnungen mit Alkohol angesetzt und verschiedene Cholesterinzusätze gemacht. Am besten bewährte sich die Zusammensetzung: 100 ccm Rinderherzrohextrakt, 200 ccm Alkohol, 13,5 1 %ige alkoholische Cholesterinlösung. Durch geeignete Cholesterinisierung gelingt es auch, andere Extrakte (z. B. Menschenherzextrakte) verwendbar zu machen. Die Extrakte müssen aber mit verschiedenen Cholesterinzusätzen an einer großen Reihe positiver und negativer Sera und Liquores und unter Miteinstellung erprobter Extrakte geprüft und austitriert werden. — Zur Ausführung der Reaktion werden 0,2 ccm des inaktivierten Serums mit 0,8 ccm 0,85 %iger NaCl-Lösung versetzt; hierzu kommt 0,5 ccm einer sechsfachen Extraktverdünnung, die in der Weise hergestellt wird, daß man zur abgemessenen Menge des Extraktes zuerst die gleiche Menge physiologische Kochsalzlösung rasch zufließen läßt und dann weitere 4 Teile Kochsalzlösung schnell hinzugibt. — Nach Mischung von Serum und Extrakt wird geschüttelt und nach 24 Stun-

---
[1]) Sachs und Georgi, Med. Klin. 1918. S. 805. — Münch. med. Wochenschr. 1919. Nr. 16. S. 440.

den Aufenthalt im Brutschrank wird abgelesen und zwar im Agglutinoskop nach Kuhn und Woithe oder im Vergleichsagglutinoskop[1]) nach Kafka (siehe Abb. 25). Positive Sera zeigen Flockung, negative nicht. Liquor wird aktiv angesetzt und zwar 0,05, 0,1, 0,25 (event. 0,5) ccm + 0,25 Extraktverdünnung. Die ersten drei Liquormengen müssen mit 0,9%iger NaCl-Lösung auf 0,5 ccm aufgefüllt werden.

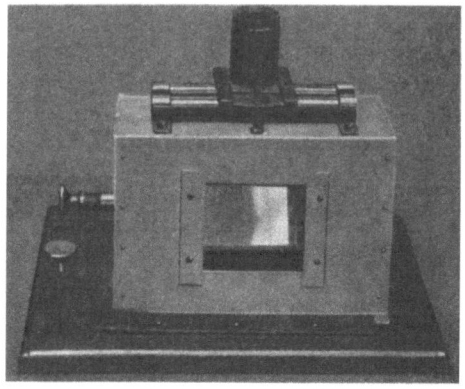

Abb. 25. Vergleichsagglutinoskop nach Kafka.

b) Dritte Modifikation von Meinicke (DM.)[2]). Zur Extraktherstellung wird ein Pferdeherz von Fett, Sehnen und Gefäß befreit, zerkleinert, auf Glasplatten bei 55—60° getrocknet, im Mörser zerrieben. Dann wird mit Äther (9 ccm auf 1 g) 1 Stunde geschüttelt, dekantiert und durch doppeltes Filter filtriert. Der Rückstand kommt zu dem übrigen Organbrei und wird mit diesem bei 37° getrocknet. Dann gibt man Alkohol (9 ccm auf 1 g) hinzu, extrahiert 1 Tag unter häufigem Schütteln und filtriert. Zur Prüfung des Extraktes mischt man fallende Dosen von diesem mit steigenden Mengen Alkohol und setzt zu 0,5 ccm jeder dieser Verdünnungen 0,25 ccm Aq. dest., schüttelt und läßt 1 Stunde stehen. Es entstehen Trübungen. Hierauf setzt

---
[1]) Zu haben bei A. Dargatz, Hamburg, Pferdemarkt.
[2]) Meinicke: Münch. med. Wochenschr. 1919. Nr. 33.

man zu jedem Röhrchen 3,5 ccm Aq. dest. hinzu und schüttelt. Die richtige Konzentration ist in dem Röhrchen, in dem sofort nach dem ersten Wasserzusatz bei erhaltener Durchsichtigkeit eine lebhafte Trübung auftritt, die während des einstündigen Stehens undurchsichtig milchig wird und sich auf den zweiten Wasserzusatz zwar aufhellt, aber doch nicht deutlich bestehen bleibt. Gebrauchsfertige Extrakte liefert die Adler-Apotheke in Hagen (Westf.).

Der Extrakt wird zur Ausführung der Reaktion mit der halben Menge dest. Wassers gemischt, dann läßt man 1 Stunde stehen und verdünnt hierauf weiter durch schnelles Hinzufügen der 7fachen Menge 2%iger NaCl-Lösung (z. B. 2 ccm Extrakt + 1 ccm dest. Wasser; nach 1 Stunde $7 \times 2 = 14$ ccm 2%ige NaCl-Lösung). Zu 0,2 ccm inaktiven Serums kommt 0,8 ccm der Extraktverdünnung. Schütteln, 16—24 Stunden Brutschrank, Ablesung im Agglutinoskop. (Abb. 25.) Positive Sera zeigen Flocken, negative nicht. Liquor kann aktiv untersucht werden. Wir setzen an 0,25 ccm Liquor (ev. mehr) + 0,4 ccm Extraktverdünnung.

c) Schnellreaktion nach C. Bruck. Zu x ccm alkoholischen Herzextrakts (gleichgültig welcher Provenienz) setzt man x ccm phys. NaCl-Lösung langsam, hierauf $x/_2$ ccm schnell in einer Portion zu. Diese Mischung wird aufgehoben und nach Aufschütteln immer wieder verwendet, auch wenn sie geflockt ist. Reaktion: 0,2 ccm inaktives Serum + 0,8 ccm 10%ige NaCl-Lösung + 0,2 ccm obiger Extraktverdünnung. Schütteln, 20 Minuten zentrifugieren. Die Flüssigkeiten zeigen nun ein Oberflächenhäutchen; nach Schütteln löst sich dieses bei positiven Fällen in grobe Flocken auf, negative werden trüb (doch ist auch bei negativen Fällen oft eine ganz feine Flockung zu sehen, von der man zu abstrahieren lernen muß). Liquor wird aktiv verwendet, und zwar 1,0 ccm Liquor + 0,2 ccm Extrakt (ohne 10%ige NaCl-Lösung). Nach Zentrifugieren bildet sich ein Sediment, das aufgeschüttelt wird. Besichtigung nur makroskopisch!

d) Trübungsreaktion nach Meinicke[1]) (M.T.R.). Zu 1 ccm des im Verhältnis 1 : 11 mit 3%iger NaCl-Lösung ver-

---

[1]) M e i n i c k e : Deutsche med. Wochenschr. 1922. Nr. 12.

dünnten „Originalextraktes für Dr. Meinickes Trübungsreaktion auf Syphilis (M.T.R.)" wird 0,2 ccm des aktiven Patientenserums gesetzt. Nach gutem Schütteln und einstündigem Stehen bei Zimmertemperatur wird der Trübungsgrad mit bloßem Auge abgelesen.

Bei der Extraktverdünnung ist folgendes zu beobachten: In 100 ccm 3% Kochsalzlösung wird 1 g reiner Soda gelöst und diese 1% Sodalösung als Stammlösung vorrätig gehalten. Für den Versuch verdünnt man die Stammlösung noch einmal 1 : 100 mit 3%iger NaCl-Lösung. Zur Herstellung der Extraktverdünnung gibt man 10 ccm des Extraktes in ein Gefäß mit weiter Öffnung, in ein gleiches 100 ccm der Sodakochsalzlösung, erwärmt beide Flüssigkeiten auf 40—45° und gießt sie dann zusammen, wobei man aus dem ersten Glas ins zweite, dann wieder aus dem zweiten ins erste, schließlich wieder aus dem ersten ins zweite gießt.

Jeder Versuch wird mit zwei Extrakten angesetzt. Als Kontrolle dient ein Röhrchen, dem man Extraktverdünnung, Serum und 1 Tropfen einer unverdünnten 40% Formaldehydlösung zusetzt.

Zur Ablesung (nach 1 Stunde Zimmertemperatur) hält man die Röhrchen gegen das Fenster und blickt durch den Inhalt auf das Fensterkreuz. Negativ ist die Reakion. wenn das Fensterkreuz durch alle drei Röhrchen mit klaren, schwarzen Konturen, also durch alle drei gleichmäßig verschleiert erscheint. Ist aber ein (oder beide) Hauptröhrchen trüber als die Kontrollen, so ist die Reaktion positiv. Bei stark positiver Reaktion ist das Fensterkreuz durch den Inhalt nicht mehr zu sehen.

e) **Trübungsreaktion nach Dold (D.T.R.)**[1]. Es werden dieselben Extrakte verwendet wie zur S. G. R. Verdünnung 1:10 mit physiologischer Kochsalzlösung. Zuerst wird die nötige Extraktmenge pipettiert, dann wird langsam unter Schütteln die nötige Menge der Kochsalzlösung zugesetzt. Das Serum wird $^1/_2$ Stunde bei 56° inaktiviert. Man setzt zu 0,4 ccm Serum 2 ccm Extrakt; nötigenfalls kann man mit der Serummenge bis auf 1 ccm steigern. Als Kontrolle werden angesetzt: 0,4 ccm NaCl-

---

[1] Dold: Med. Klinik 1921. Nr. 31.

Lösung + 2 ccm der Extraktverdünnung, ferner 0,4 ccm des Serum + 2 ccm 1 : 10 verdünnten 96%igen Alkohols. Man läßt die Röhrchen 2—3 Stunden bei 37°, eventuell nachher noch 1—2 Stunden bei Zimmertemperatur. Ist die zu untersuchende Probe trüber als die Serum- und Extraktkontrolle, dann ist sie positiv, sonst negativ. Zu empfehlen ist eine Kontrollablesung am nächsten Tage im Agglutinoskop. Auch Dold[1]) hat eine Formolkontrolle eingeführt: ein Röhrchen wird mit 0,4 ccm Serum, 2 ccm Extraktverdünnung und 2 Tropfen des $^1/_3$ mit physiologischer Kochsalzlösung verdünnten 35%igen Formalins beschickt. Dem eigentlichen Versuchsröhrchen müssen zur Gleicherhaltung des Volumens 2 Tropfen physiologischer Kochsalzlösung zugesetzt werden. Die Formolkontrolle wird mit dem eigentlichen Röhrchen verglichen, Serum- und Extraktkontrolle fallen weg.

4. Hämolysinreaktion der Rückenmarksflüssigkeit nach Weil und Kafka[2]).

Es werden a) 10 ccm Rückenmarksflüssigkeit mit 1 ccm 5%iger Hammelblutaufschwemmung oder b) 5 ccm Rückenmarksflüssigkeit mit 0,5 ccm 5%iger Hammelblutaufschwemmung im Zentrifugierröhrchen gemischt und durch 2 Stunden im Brutschrank bei 37° oder durch 1 Stunde im Wasserbade bei 37—40° unter öfterem Schütteln stehengelassen[3]). Die Zentrifugierröhrchen tragen am unteren Ende einen Eichstrich für 1 und $^1/_2$ ccm. Dann wird scharf zentrifugiert, bis die überstehende Flüssigkeit vollkommen klar ist. Hat sie sich gelb verfärbt und ist die Blutkuppe kleiner geworden, so ist das ein Beweis, daß die Rückenmarksflüssigkeit Komplement enthält. Natürlich läuft eine Kontrolle mit, die a) 10 ccm 0,9%ige NaCl + 1 ccm 5%iges Hammelblut oder b) 5 ccm 0,9%ige NaCl-Lösung + 0,5 ccm 5%iges Hammelblut enthält. Diese wird in gleicher Weise behandelt wie die übrigen

---

[1]) Dold: Deutsche med. Wochenschr. 1922. Nr. 8.
[2]) Weil und Kafka: Wiener klin. Wochenschr. Bd. 26. 10. 1911.
[3]) Im Notfalle kann z. B. 1 ccm Liquor mit $^1/_{10}$ ccm 5%iger Hammelblutaufschwemmung angesetzt werden. In solchem Falle muß natürlich auch der Komplementvorversuch mit $^1/_{10}$ ccm 5%iger Hammelblutaufschwemmung vorgenommen werden (siehe auch Modifikation von G. Salus).

Röhrchen. Außerdem muß als Kontrolle ein sicher normaler Liquor mitgenommen werden, der in gleicher Weise behandelt wird. Nach dem Zentrifugieren wird die überstehende klare Flüssigkeit abgegossen (sie kann zur Wassermannschen Reaktion verwendet werden) und der zurückbleibende Blutkörperchensatz wird nun mit 0,9%-iger NaCl-Lösung im Falle a) auf 1 ccm, im Falle b) auf $1/_2$ ccm aufgefüllt. Dann wird mit einer kleinen Pipette, die bei 0,5 einen Eichstrich hat, gut durchgemischt und im Falle a) die Aufschwemmung auf 2 Röhrchen zu je 0,5, im Falle b) auf 1 Röhrchen verteilt.

Vorher hat man sich schon den Komplementvorversuch angesetzt. Dieser sieht folgendermaßen aus:

Komplement (unverdünnt) . 0,2   0,1   0,05   0,03   0,02
0,9%ige NaCl-Lösung 0,3   0,4   0,45   0,47   0,48
5%iges Hammelblut 0,5   0,5   0,5   0,5   0,5

Es empfiehlt sich nach Weil, vor dem Komplementvorversuch 1 ccm Komplement mit $1/_2$ ccm konzentrierten Hammelblutes zu zentrifugieren oder nach Boas und Neve das Komplement in der Kälte von seinen Normalambozeptoren zu befreien. Von einem Komplementvorversuch kann aber trotzdem nicht abgesehen werden. Nach 2 Stunden bei 37° wird abgelesen und im Falle a) dem einen Röhrchen jene Komplementmenge hinzugesetzt, die eben noch eine Spur Lösung, zu dem zweiten jene, die keine Lösung mehr zeigte, im Falle b) wird letztere hinzugesetzt. Es wird dann mit 0,9%iger NaCl-Lösung auf 1 ccm aufgefüllt, gut geschüttelt und nach 3 Stunden Brutschrank bei 37° (wobei inzwischen öfter geschüttelt werden muß) abgelesen, und zwar wie Tab. 10 anzeigt.

G. Salus[1]) führt den Komplementnachweis, wenn nur 1 ccm Liquor zur Verfügung steht, in der Weise durch, daß er zu 1 ccm Liquor $1/_{10}$ ccm 10%ige Hammelblutaufschwemmung hinzusetzt (Kontrolle 1 ccm physiol. NaCl-Lösung + $1/_{10}$ ccm 10%ige Hammelblutaufschwemmung). Dann 1 Stunde Wasserbad bei 37—40°. Wenn keine Hämolyse aufgetreten ist, dann wird zu beiden Röhrchen die auf 1 ccm Hammelblut entfallende, zweifache lösende

---

[1]) G. Salus: Wiener klin. Wochenschr. 1915. Nr. 36 u. 44.

Hämolysinreaktion der Rückenmarksflüssigkeit. 71

Immunambozeptordosis hinzugesetzt und noch $^1/_2$ Stunde bei 37—40⁰ beobachtet. Auch bei dem Nachweis des Komplements nach den oben geschilderten Methoden setzt Salus zu einem zweiten Gläschen mit 5 ccm Liquor (Fall b) die 10fach lösende Immunambozeptordosis hinzu.

Tabelle 10.

Im Falle a			Im Falle a			Im Falle b		
Röhrchen	Ergebnis	Bezeichnung	Röhrchen	Ergebnis	Bezeichnung	Röhrchen	Ergebnis	Bezeichn.
1.	vollk. Lös.	6	1.	wenig Lös.	3	1.	vollk. Lös.	6
2.	vollk. Lös.		2.	wenig Lös.		1.	starke Lös.	5
1.	vollk. Lös.	6-5	1.	wenig Lös.	3-2	1.	mäßige Lös.	4
2.	starke Lös.		2.	Spur Lös.		1.	wenig Lös.	3
1.	starke Lös.	5	1.	Spur Lös.	2	1.	Spur Lös.	2
2.	starke Lös.		2.	Spur Lös.		1.	Spürchen L.	1
1.	starke Lös.	5-4	1.	Spur Lös.	2-1	1.	keine Lös.	ø
2.	mäßige Lös.		2.	Spürchen L.				
1.	mäßige Lös.	4	1.	Spürchen L.	1			
2.	mäßige Lös.		2.	Spürchen L.				
1.	mäßige Lös.	4-3	1.	Spürchen L.	1-ø			
2.	wenig Lös.		2.	keine Lös.				

Gruschka[1]) hat die Hämolysinreaktion verfeinert. Komplementvorversuch: 4 Röhrchen (Lumen 8—10 mm) werden mit je 0,5 ccm 0,9 %iger NaCl-Lösung und 0,1 ccm 5 % Hämmelblutaufschwemmung beschickt, hierauf kommt in das 1. Röhrchen 1 Tropfen, in das 2. 2 Tropfen, in das 3. 3 Tropfen einer Komplementverdünnung $^1/_3$. Das 4. Röhrchen erhielt als Kontrolle kein Komplement. Ablesung nach $1^1/_2$ Stunde bei 37⁰.

Hauptversuch: Die gesamte zur Verfügung stehende Liquormenge wird mit 0,1 ccm der 5 % Hammelblutkörperchenaufschwemmung versetzt, das gleiche geschieht mit 0,9 %iger NaCl-Lösung als Kontrolle. Nach $^1/_2$ Stunde bei 37⁰ wird nachgesehen ob Hämolyse aufgetreten ist (Komplement). Dann werden beide Röhrchen zentrifugiert, die überstehende Flüssigkeit abgegossen, der Rückstand in 0,5 ccm 0,9 % NaCl-Lösung aufgeschwemmt,

---
[1]) Gruschka: Klin. Wochenschr. 3. Jahrgang. Nr. 29.

worauf soviel Tropfen Komplement $^1/_3$ zugesetzt, die die höchste nicht lösende Dosis dargestellt haben. Noch $1^1/_2$ Stunde bei 37^0 wird abgelesen.

Anmerkung: Ältere Rückenmarksflüssigkeiten sind zur Hämolysinreaktion weniger brauchbar; sie müssen jedenfalls ungetrübt und steril sein. Blutiger oder xanthochromer Liquor ist am besten nicht zu verwenden; wird er angesetzt, dann ist nur ein negatives Ergebnis zu verwerten. Von Vorteil ist es, zu gleicher Zeit den hämolytischen Normalambozeptor im Blute mitzubestimmen, da dessen Mangel eventuell ein negatives Ergebnis im Liquor erklärt.

5. Blutgruppenbestimmung.

Verfügt man über Testsera, die man vom Wiener Serotherapeutischen Institut oder vom Pharmagans (Oberursel) beziehen kann, so ist die Bestimmung leicht. Diese Sera gehören der Gruppe II oder III an. Man läßt nun, wenn man der Methode von Moss-Lee-Vincent folgt, von dem zu Untersuchenden zwei Blutstropfen aus der Fingerbeere oder dem Ohrläppchen treten und fügt zu den ersten Tropfen etwas von dem Testserum, Gruppe II, zu dem zweiten von den Testseren, Gruppe III. Es ergeben sich nun 4 Varianten (s. Abb. 26), aus denen die Gruppe des Spenders leicht abzulesen ist. Diese Versuchsanordnung genügt, wenn es sich bloß um die Zwecke des Transfusionsvorversuchs handelt. Will man aber weiteren Fragestellungen nachgehen (gerichtlich-medizinische, psychiatrische usw.), so lege man erst durch den obigen Versuch die Blutgruppennatur einer Reihe von Patientenseren fest. Man hat dann zu ausführlicheren Versuchen Material. Man bedient sich dann auch der Versuchsanordnung nach F. Schiff[1]). In kurze Röhrchen (80 mm Länge

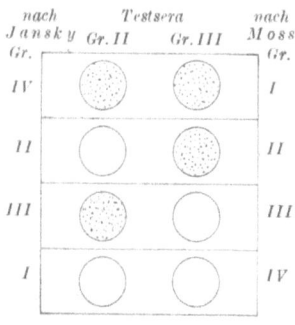

Abb. 26. Blutgruppen.

---
[1]) F. Schiff: Die Technik der Blutgruppenuntersuchung usw. Berlin, Julius Springer. 1926.

und 8 mm lichte Weite) wird pipettiert: 0,1 ccm der Serum und 0,2 der Blutkörperchenaufschwemmung, dann wird geschüttelt und sofort oder nach einigem Minuten Stehen zentrifugiert (2 Minuten bei 1500—2000 Umdrehungen). Zur Ablesung wird der Bodensatz vorsichtig aufgeschüttelt und dann der Grad der Agglutination abgelesen.

Die Blutkörperchenaufschwemmung wird in der Weise hergestellt, daß man das Blut in die Verdünnungsflüssigkeit (0,9%ige Kochsalzlösung, der man 0,5 g Natricum citricum auf 100 ccm zugesetzt) eintreten läßt und zwar etwa 1—2 Tropfen Blut auf 1 ccm der Verdünnungsflüssigkeit. Weniger zu empfehlen ist das Abschütteln von Blutkörperchen vom Blutkuchen und Einbringen in die Verdünnungsflüssigkeit.

Die Blutkörperchenaufschwemmungen sollen etwa 1 bis $2^1/_2$%ig sein. Alles Nähere ist aus dem zitierten Büchlein von F. Schiff zu entnehmen.

Anhang.

1. Untersuchung von Leichenflüssigkeiten.

Leichenflüssigkeiten müssen möglichst bald nach dem Tode entnommen werden, da sie sich sonst zur Untersuchung nicht eignen. Postmortales Blut ist nur zur Wa.-R. verwendbar und auch da nur mit Vorsicht, scharf inaktiviert und mit möglichster Einstellung aller Kontrollen. Auch die Rückenmarksflüssigkeit muß zur Wa.-R. inaktiviert verwendet werden. Globulinbestimmungen in ihr, sowie Zellzählungen sind nur dann möglich, wenn der Liquor sofort nach dem Tode entnommen war, da sehr schnell Veränderung des Eiweißgehaltes und Einschwemmung von Zellen eintritt, auch die Kolloidreaktionen zeigen meist schon kurze Zeit nach dem Tode unspezifische Kurven.

2. Transport von Körperflüssigkeiten.

Da es häufig vorkommt, daß Körperflüssigkeiten den Laboratorien mit der Post zugesendet werden, dürfte ein Wort über die beste Art des Transportes nicht überflüssig sein. Man sende nicht Vollblut ein, sondern Serum; denn Vollblut wird durch das Schütteln usw. verändert. Entnahme und Serumgewinnung müssen unter strenger Sterilität erfolgen, auch die Aufnahmegefäße müssen chemisch rein und absolut steril sein. Die Röhrchen müssen sehr sorgfältig eingepackt werden, damit ein Zerbrechen, aber auch brüske Stöße vermieden werden. Zusatz von Antisepticis, wie Toluol, Karbolsäure ist nicht zu empfehlen. Ein gleiches gilt für die Rückenmarksflüssigkeit; hier ist es, wie schon erwähnt, praktisch, der Liquorsendung ein Röhrchen beizugeben, das 10 Tropfen Rückenmarksflüssigkeit + 1 Tropfen des essigsauren Farbstoffgemisches enthält (diese Mischung muß gleich bei der Lumbalpunktion vollzogen werden), damit auch die Zellzählung fehlerlos vor sich gehen kann. Bezüglich Einzelheiten vgl. das Büchlein von Emmerich und Hage (Verlag Julius Springer. 1921).

3. Mikromethoden.

Solche sind besonders für die Untersuchung von Liquor notwendig, wenn zu wenig Material zur Verfügung steht. Sie dürfen aber nur einen Notbehelf darstellen. Es sei daher an dieser Stelle nur auf die Publikation von F. Plaut, Zeitschr. f. d. ges. Neur. u. Psych. Bd. 65, S. 373, 1921, verwiesen und auf meine Ausführungen im Handbuch der Haut- und Geschlechtskrankheiten[1]).

III. Praktische Bedeutung der Methoden und Untersuchungsplan.

A. Allgemeine Vorbemerkungen.

Der Plan der praktischen Anwendung der im II. Teil behandelten Untersuchungsmethoden ergibt sich aus den speziellen klinischen Fragestellungen; dies wird eingehend unter III 2. behandelt werden. Hier sei nur im allgemeinen der Untersuchungsgang umrissen.

a) Die Entnahme der Flüssigkeiten ist im I. Teile geschildert. Hier sei noch besonders darauf hingewiesen, daß man sich dabei möglichster Sterilität befleißige. Für bakteriologische Arbeiten ist das Grundbedingung; aber auch für andere Zwecke ist es nicht weniger wichtig, weil in nicht

---

[1]) Hrsg. von J. Jadassohn. Berlin, Julius Springer. Bd. XVII, 1. In Vorbereitung.

Allgemeine Vorbemerkungen. 75

sterilem Zustande entnommene Flüssigkeiten bei längerer Aufbewahrung bakteriellen Zersetzungsprozessen ausgesetzt sind, die falsche Ergebnisse verursachen können. Es empfiehlt sich daher auch, die Körperflüssigkeiten in möglichst frischem Zustande zu bearbeiten. Ist das nicht möglich, so soll, um nur einiges anzuführen, zur Wa. R. bestimmes Serum im inaktiven Zustande aufbewahrt werden; das als Komplementquelle dienende Meerschweinchenserum soll in gefrorenem Zustande im Frigolo konserviert werden.

Bei der Entnahme von Flüssigkeiten soll, wie schon erwähnt, auf manche Punkte Rücksicht genommen werden. So darf z. B. bei der Blutentnahme aus der Fingerbeere zum Zwecke der Gerinnungszeitbestimmung und der Besichtigung des Blutbildes keine melkende Bewegung ausgeführt werden, um mehr Blut zu erzielen; durch ein warmes Handbad vorher und darauffolgendes Kneten und Massieren der Hand soll aktive Hyperämie hervorgerufen werden. Gewinnt man bei der Venenpunktion nicht genügend Blut, so ist es vorteilhaft, die Saugglockenmethode anzuschließen. Das gewonnene Blut kann zu chemischen und biologischen, nicht aber zu hämatologischen Zwecken verwendet werden. Besondere Vorsicht ist bei dem durch die Saugglockenmethode gewonnenen Blut am Platze; dieses ist meist mit Hautpartikelchen und -sekret vermengt, daher zur Bestimmung der Blutgerinnungszeit und des Blutbildes gar nicht, zu chemischen Zwecken wenig, zu biologischen aber genügend geeignet.

Bei der Lumbalpunktion sind verschiedene Vorsichtsmaßregeln am Platze; die Entnahme im Sitzen ist nur dann gestattet, wenn man mit einer Vermehrung der Rückenmarksflüssigkeit und Drucksteigerung rechnen kann, sonst ziehe man die Punktion im Liegen vor. In Fällen, wo der Verdacht auf Gehirntumor besteht, soll die Entnahme nur tropfenweise erfolgen, eventuell mit nachfolgender Injektion von physiologischer Kochsalzlösung nach Schottmüller oder Luft nach Nonne. Eine etwaige zufällige Blutbeimengung läßt sich oft durch Drehen der Nadel oder leichtes Zurückziehen beheben; gelingt es so nicht, so hört oft die Blutung nach kurzer Zeit spontan auf. Eine Bestimmung des Liquordruckes mit dem Manometer wird von uns nicht vorgenommen.

76 Praktische Bedeutung der Methoden.

Eine diagnostisch in Betracht kommende starke Drucksteigerung ergibt sich aus der Ausflußart und -menge.

b) Bei der Entnahme aus der Fingerbeere streife man den ersten Blutstropfen weg, die nächsten benutze man zur Bestimmung der Blutgerinnungszeit. Während letztere von einem Assistenten versorgt wird, verwende man die nachfolgenden Tropfen zur Blutzählung und der Herstellung der Deckglas- und Objektträgerpräparate, mit den weiteren Tropfen kann eine Bestimmung des Blutfarbstoffes angeschlossen werden.

Bei der Venenpunktion sollen die in Betracht kommenden Aufnahmeröhrchen leicht angewärmt sein und gut gefüllt werden, weil sonst an den kühlen Wänden des Glases sich Flüssigkeit kondensiert, die ins Blut zurückfließt und hier hämolytische Vorgänge hervorruft (Bornstein). Man entnehme möglichst viel Blut; dadurch wird, ohne dem Kranken zu schaden, die Sicherheit eines Ergebnisses wesentlich erhöht, da der Untersucher für eventuell notwendige Kontrollen, Wiederholung der Untersuchungen u. a. Material hat. Das Blut wird bei Zimmertemperatur stehen gelassen und, wie in der Einleitung des II. Teiles beschrieben, behandelt. Ist das Serum gewonnen, so besichtige man es; ist es auffallend bräunlich verfärbt, so untersuche man es spektroskopisch (Hämatin, Pigment). Hämolytisches Serum ist zu biologischen halbwegs, zu biochemischen Untersuchungen wenig geeignet. Auch chylöses, fetthaltiges Serum ist für letzteren Zweck besser nicht zu verwenden. Komplementbestimmungsversuche sollen möglichst sofort nach der Abscheidung des Serums vorgenommen werden. Auch Fermentuntersuchungen mache man möglichst bald. Zur Wassermannschen Reaktion wird das Serum durch Erwärmen bei 56⁰ $1/2$ Stunde inaktiviert und so aufbewahrt. Die Sternsche Reaktion ist, da sie mit dem im aktiven Serum vorhandenen Eigenkomplement arbeitet, ebenfalls mit frischem, eventuell gefrorenem Serum anzusetzen. Die übrigen hier behandelten Verfeinerungen der Wa. R. sind alle mit inaktiviertem Serum auszuführen. Dasselbe gilt für die Flockungsreaktionen.

Bei der Lumbalpunktion sind die ersten klaren Liquortropfen (und womöglich die letzte Portion) zur

Zellzählung zu verwenden. Die weitere Rückenmarksflüssigkeit wird in kleinen Mengen in numerierte Röhrchen aufgenommen. Man unterzieht sie nun vor allem der makroskopischen Besichtigung und prüft die Farbe und Durchsichtigkeit. Aus dieser Beobachtung können schon wichtige Schlüsse gezogen werden (siehe III 2). Bei der Zählkammerprüfung ergibt sich dann auch neben der eventuellen Tatsache einer Zellvermehrung das Vorhandensein anderer korpuskulärer Elemente oder Kristalle (Tumorzellen, Cholesterinkristalle u. a.). Ist der Liquor blutig, so ist die Zellzählung nur unter geschilderten Bedingungen möglich. Der zentrifugierte blutige Liquor ist auch zur Phase I ansetzbar, doch ist dann nur ein negatives Resultat verwertbar. Zur Ausführung der Wa. R. muß blutiger Liquor nicht nur zentrifugiert, sondern auch inaktiviert werden; die Resultate sind mit Vorsicht zu verwerten. Auch zur Ansetzung der Kolloidreaktionen ist blutiger Liquor nur mit größter Vorsicht zu verwerten. Siehe darüber S. 79 u. 80. Ist der Liquor xanthochrom, d. h. durch Zerfall älteren Blutes gelb gefärbt und klar, so ist meist Vorsicht bei Ausführung der Phase I geboten. Mit dem klaren Liquor läßt sich nach Ansetzung der Phase I (und eventuell anderen Reaktionen) die Wa. R. in aktivem und inaktivem Zustande vornehmen; auch bei Verdacht auf Komplementgehalt ist aktiv und inaktiv zu untersuchen. Die Hämolysinreaktion soll am besten mit frischer Rückenmarksflüssigkeit vorgenommen werden, wobei der nach dem Zentrifugieren gewonnene klare Liquor sich gut zur Wa. R. eignet. Für die Kolloidreaktionen spielt meist das Alter der Rückenmarksflüssigkeit keine Rolle, wenn sie nur steril geblieben ist. Die Flockungsreaktionen werden nur mit aktivem Liquor ausgeführt.

B. Spezielles.

Nonne gebührt das Verdienst, gezeigt zu haben, daß zu einer praktisch brauchbaren Verwertung der serologischen Reaktionen vor allem innerhalb der Luesgruppe eine Zusammenfassung derselben notwendig ist. Er stellte als Minimum der in einem diagnostisch zu klärenden Falle notwendigen Untersuchungen die „vier Reaktionen"

Praktische Bedeutung der Methoden.

auf, nämlich die Wa. R. im Blut, die Zellzählung, Phase I und Wa. R im Liquor (F. Plaut). Diese vier Reaktionen bilden auch die Grundlage der folgenden Ausführungen, doch sind dem seitherigen Fortschritte der Forschung entsprechend zur Darstellung der Gesamtreaktionsbilder außerdem die Ergebnisse neuerer Untersuchungsmethoden, vor allem auch solcher dargestellt, die außerhalb der Luesgruppe unsere diagnostische Arbeit unterstützen.

1. Normalbefund.

Es erscheint nicht unnötig, an dieser Stelle den Normalbefund des Blutes und der Rückenmarksflüssigkeit darzustellen, da sich dann die folgenden krankhaften Befunde besser abheben und vergleichen lassen.

Blut.

Blutgerinnungszeit normal.

(Diese ergibt sich bei der angewandten Methode auf Grund einer Reihe von Bestimmungen an Normalen.)

Blutbild:

Absolutes: Rote 5 Mill. ($\male$); 4—4$^1/_2$ Mill. ($\female$).
 Weiße 6—8000.

Relatives: Neutrophile Leukozyten 65—70—72%
 Lymphozyten . . . . . 20—25—30%
 Eosinophile . . . . . . 0,5—3%
 Mastzellen 0,5%
 Große Mononukleäre und
 Übergangsformen . . . 3—5%.

Abderhaldenprinzip (A.R., Lüttge und von Mertzsche Reaktion [ASR 1]): Negatives Ergebnis mit allen vorgesetzten Organen.

Antitryptische Kraft: Normale Werte, die sich aus dem Durchschnitt mehrerer untersuchter Normalfälle ergeben.

Wa. R. : $\emptyset$ (auch mit 0,5).

Stern wie alle Verfeinerungen: $\emptyset$.

Flockungs- und Trübungsreaktionen: negativ.

Normalbefund.

Liquor.

Aussehen: klar, farblos. p_H 7,4—7,6.

Zellen: Ø—5 im ccm (Zählklammer nach Fuchs und Rosenthal).

Pandy: Ø oder leichte Schleierbildung.

Phase I: Ø (selten Sp.Opal.)

Gesamteiweiß: normale Werte (0,009 —0,02%, selten 0,03%).

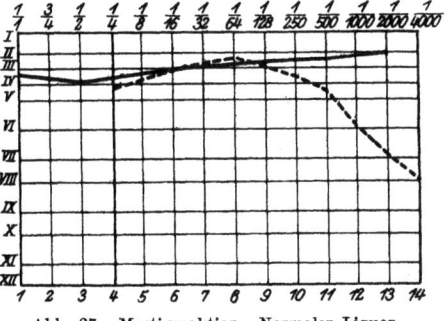

Abb. 27. Mastixreaktion. Normaler Liquor.
- - - - - Technik nach Jacobsthal und Kafka.
――― Normomastixtechnik.

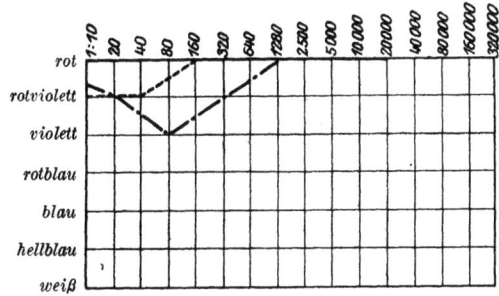

Abb. 28. Goldsolreaktion. Normalkurve ―――;
- - - - - oder - · — bei zu empfindlicher Goldlösung.

Eiweißquotient: 0,05 bis 0,35.

Zucker: 45—75 mg %. (Mittel 59%.)

Chloride: 720—750 mg %.

Wa. R. bis 1,0 : Ø.

Flockungs- u. Trübungsreaktionen: negativ.

Hämolysinreaktion: Ø (10 oder 5 ccm).

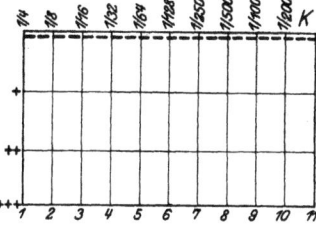

Abb. 29. Paraffinreaktion. Normal.

80 Praktische Bedeutung der Methoden.

Mastix-, Paraffin- und Goldsolreaktion: Normalkurve (Abb. 27, 28 u. 29).

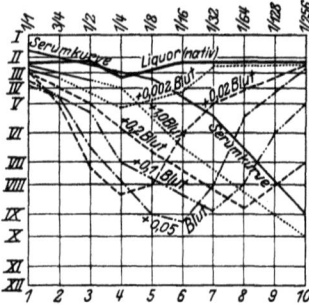

Abb. 30. Normomastixkurven von normalem Liquor mit Blutzusatz.

Anmerkung: Blutiger Normalliquor ergibt nicht nur die sogenannte Blutzacke, sondern je nach der Blutmenge kann fast jede Kurve imitiert werden, was bei der Anstellung der Kolloidreaktionen mit Normalliquor zu beachten ist. Abb. 30 zeigt solche Kurven, die Matzdorff in meinem Laboratorium gefunden hat.

2. Lues mit Einschluß der Paralyse und Tabes.

Hier haben wir uns drei Fragestellungen vorzulegen:

1. Ist der Kranke überhaupt luetisch infiziert gewesen;

2. beruht die jetzige nervöse oder psychische Erkrankung auf Lues;

3. können uns die Befunde der Körperflüssigkeiten auch Näheres über die Art der luetischen Erkrankung des Zentralnervensystems besagen?

Zur Beantwortung der ersten Frage genügt meist die Anstellung der Wa. R. im Blute; zur Erledigung der zweiten ist in der Regel auch der Liquorbefund notwendig, und zur Beantwortung der dritten verfügen wir heute über charakteristische Liquor- und Blutreaktionen. Wir pflegen uns nun noch speziellere Fragestellungen bei Auswahl der vorzunehmenden Reaktionen nicht zu stellen, sondern stets möglichst nach demselben Plane vorzugehen. Die Wassermannsche Reaktion setzen wir mit Lueslebenextrakt und mit mehreren alkoholischen Herzextrakten an, und zwar mit der Serummenge 0,2 bei 5 ccm Gesamtvolumen (0,1 bei 2,5, 0,05 bei 1,25 Gesamtvolumen). Zu gleicher Zeit wird stets die Modifikation nach Stern

Lues. 81

sowie Jacobsthals Cholesterinkältemethode ausgeführt. Ist die Wa. R. negativ, dagegen Stern positiv, so ist es unumgänglich, selbst wenn die Cholesterinkältemethode negativ ist, Flockungs- oder Trübungsreaktionen vorzunehmen, die auch sonst am besten parallel mit der Wa. R. angesetzt werden. Ist Stern und eine dieser Reaktionen positiv bei negativer Wa. R., dann nehmen wir doch ein schwach positives Ergebnis an. Bei Komplementschwund zeigt die Kontrolle der Sternschen Reaktion Selbsthemmung. Das seltene Phänomen, daß bei positiver Wa. R. Stern negativ ist, ist dahin zu erklären, daß in solchen Fällen die Komplementmenge bedeutend vermehrt ist (bei 0,01 sehr schnell komplette Lösung). — Bei der Entnahme der Rückenmarksflüssigkeit ist sorgfältig auf das Aussehen zu achten. Dann werden nach geschilderter Methode die Zellen gezählt. 5 Zellen im Kubikmillimeter bilden den Grenzwert, was darüber ist, ist als positiv (Pleocytose), was darunter, als negativ zu vermerken. In besonderen Fällen und bei genügend Liquor ist die Fertigstellung eines Zelltrockenpräparates zu empfehlen, wobei aus der Zellart diagnostische Schlüsse manchmal gezogen werden können (Rehm). Dann erfolgt die Untersuchung der Globuline. Es genügt die Phase I mit $^1/_2$ ccm Liquor anzustellen. Ist deutliche Reaktion vorhanden, dann ist bei positivem Ausfall der Phase I wertvoll die 40%ige Konzentration, bei ebenfalls positivem Ausfall derselben die 33%-ige und eventuell auch die 28%ige anzuschließen. Zur objektiveren Ablesung empfiehlt sich das Zentrifugieren in Nissl- oder dem modifizierten Röhrchen S. 22. Vor Anstellung der Wassermannschen Reaktion mit der Rückenmarksflüssigkeit ist es praktisch, wenn wenig Liquor vorhanden ist, die Vorbereitungen zur Hämolysinreaktion zu treffen, und zwar den Komplementvorversuch und den Sensibilisierungsversuch (10 ccm Liquor + 1 ccm 5%iges Hammelblut oder 5 ccm Liquor + 0,5 ccm 5%iges Hammelblut). Etwaiger Komplementgehalt ist durch Auftreten von Hämolyse während des Sensibilisierungsversuches wahrnehmbar oder äußert sich nach dem Zentrifugieren in Gelbfärbung der überstehenden klaren Flüssigkeit und Kleinerwerden der Kuppe des Hammelblutes. Ist der Liquor nach dem Zentrifugieren klar, so wird er zur Wa. R. benutzt. Diesen stellen wir ebenfalls mit mehreren alkoholischen Herzextrakten und mit den Liquormengen 0,2, 0,5 und eventuell 1,0 an bei 5 ccm Gesamtvolumen (0,1, 0,25, 0,5 bei 2,5; 0,05, 0,1, 0,25 bei 1,25 Gesamtvolumen). Cholesterinextrakte verwenden wir zur Wa. R. der Rückenmarksflüssigkeit nicht. Auch hier ist zu empfehlen, eine Flockungsreaktion anzuschließen.

Zum Schlusse erfolgt die Ausführung der Mastix-, Paraffin- oder Goldsolreaktion.

Bei genügender Menge von Rückenmarksflüssigkeit wird je nach den weiteren Feststellungen die Anführung weiterer Reaktionen von Nutzen sein: so die Bestimmung des Gesamteiweißes, des Eiweißquotienten, die Reaktion nach Weichbrodt, Braun-Husler, die Bestimmung des Zuckers und der Chloride u. a.

Es ergibt sich also folgender Untersuchungsplan:

Blut.

Wassermannsche Reaktion 0,2.
Stern 0,2.
Cholesterinkältemethode.
S. G. R., D. M., oder Brucks Schnellreaktion, M. T. R. und D. T. R.
Abderhaldens Dialysiermethode, die Lüttge und Mertzschen Methoden oder die Interferometermethode nach P. Hirsch.

Liquor.

Zellzählung, eventuell Zellpräparat.
Wasserstoffexponent = p_H.
Phase I, falls nötig 40%ige, 33%ige und 28%ige Fraktion.
Weichbrodt.
Braun-Husler.
Gesamteiweißbestimmung.
Eiweißquotient.
Zucker.
Chloride.
Hämolysinreaktion.
Wassermannsche Reaktion 0,2—1,0.
Mastix-, Paraffin- oder Goldsolreaktion.

Geht man in der eben geschilderten Weise vor, so ergibt sich folgendes bei einzelnen Krankheitsbildern:

a) Paralyse und juvenile Paralyse.

Blut.

Wassermannsche Reaktion bei 0,2 +++.
Stern bei 0,2 +++.
Cholesterinkältemethode +++.
S.G.R. +++.
D.M. +++.
M.T.R. und D.T.R. +++.
Abbau von Gehirnrinde und anderen Organen bei der A. R.[1]).

Liquor.

Aussehen: klar, kein Gerinnsel.
p_H normal.
Zellzahlen meist 10—100 im Kubikmillimeter (höhere Werte selten).
Phase I, meist + bis ++, 40%ige Fraktion +, 33%ige schw. + bis opalesz., 28%ige stets negativ.
Weichbrodt + bis ++.
Braun-Husler schw. + (nicht immer).
Gesamteiweiß meist erhöht.
Eiweißquotient 0,32—1,3.
Hämolysinreaktion positiv in 80—90% der Fälle.
Komplementgehalt selten.
Wassermannsche Reaktion bei 0,2 +++ (aktiv und inaktiv).
Zucker 25—62 mg%.
Chloride sehr leicht herabgesetzt.
S.G.R. 0,05—0,1. +++.
D.M. 0,25—0,5 +++.
Mastix-, Paraffin- u. Goldsolreaktion: Paralysenkurve. (Abb. 31, 32 u. 33[2].)

---

[1]) A. R. = Abderhaldens Reaktion, wobei der Kürze halber das Dialysierverfahren und die Lüttge-von Mertzschen Reaktionen hier verstanden sind.

[2]) Die in den folgenden Abbildungen gezeichneten typischen Kurven der Mastix-, Paraffin- und Goldsolreaktion sind nicht immer in gleicher Weise deutlich; vor allem bestehen oft quantitative Unterschiede, manchmal leichte atypische Veränderungen, selten Mischkurven. Im großen ganzen ist aber der Kurventypus doch so erkennbar, daß er diagnostisch verwendbar ist.

84   Praktische Bedeutung der Methoden.

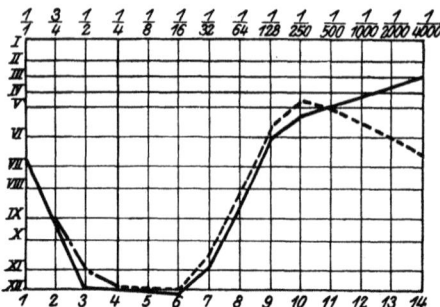

Abb. 31. Mastixreaktion. Paralysenkurve. ······ Technik nach Jacobsthal und Kafka, ——— u. —·— Normomastixtechnik.

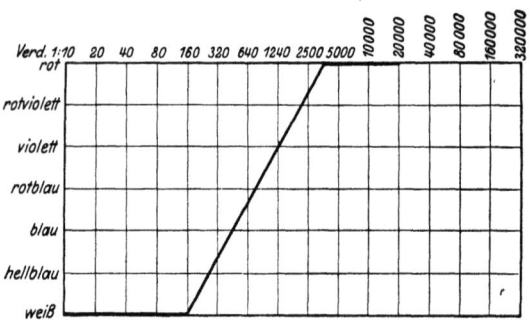

Abb. 32. Goldsolreaktion. Paralysenkurve.

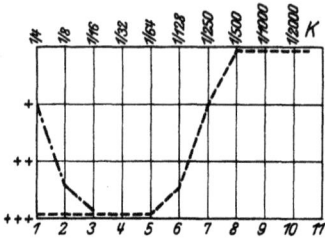

Abb. 33. Paraffinreaktion. — · — · — Paralysenkurven.

Zu dieser Zusammenstellung ist zu bemerken: In nicht allzu seltenen Fällen ist die Wassermannsche Reaktion im Blut negativ; meist ist dann aber Stern oder die Cholesterinkältemethode positiv. In seltenen Fällen kann auch das Ergebnis der Flockungsreaktionen allein positiv sein. Negative Zellreaktion und Phase I sind sehr selten, meist bilden sie in ausgesprochen positiver Weise sogar ein Frühsymptom der Paralyse, dies gilt ganz besonders von der Phase I. Bezüglich der Hämolysinreaktion muß darauf geachtet werden, ob sich im Blute Normalambozeptor vorfindet. Fehlt er dort mit Sicherheit, so darf eine negative Hämolysinreaktion der Rückenmarksflüssigkeit

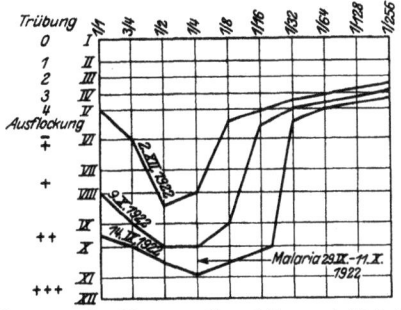

Abb. 34. Änderung der Normomastixreaktion nach Malariabehandlung.

diagnostisch natürlich nicht verwendet werden. Nicht allzu selten ist die Wa. R. im Liquor erst bei höheren Werten positiv, recht selten sind die Paralysen, bei denen die Wa.-R. in der Rückenmarksflüssigkeit bis 1,0 negativ ist. In einer Reihe von Fällen ist die Wa. R. des inaktiven Liquors abgeschwächt. Die Kolloidkurve ist meist charakteristisch.

Die charakteristischen Züge des Reaktionsbildes der Paralyse sind die (bis auf die Wa. R.) mittelstarken Befunde, die sich in verschiedenen Stadien der Krankheit in enger Grenze gleich bleiben, jedoch durch die endolumbale Methode und vor allem die Malariatherapie deutlich verändert werden.

Die Abb. 34 illustriert die Beeinflussung der Kolloidkurve durch die Malariabehandlung; meist aber werden

86   Praktische Bedeutung der Methoden.

auch die anderen Liquorreaktionen schwächer oder auch negativ, besonders die Hämolysinreaktion. Freilich treten oft früher oder später wieder Verschlechterungen des Liquorbefundes ein, meist verbunden mit klinischer Verschlechterung.

Anmerkung: Blutbeimengung zum Paralytikerliquor vermag ebenfalls jede Kurve zu erzeugen, worüber die Abb. 35 (nach Matzdorff) orientiert.

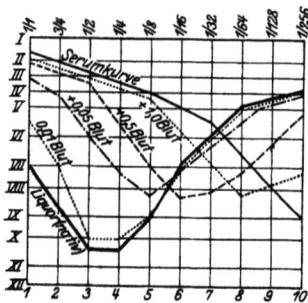

Abb. 35. Normomastixkurven von Paralyseliquor mit Blutzusatz.

b) Tabesparalyse. Dem mehr stationären und zu Remissionen neigenden Verlauf dieser Erkrankung wird im Reaktionsbild dadurch Rechnung getragen, daß die Befunde oft schwächer sind als bei der unkomplizierten Paralyse und Neigung zum Abfallen haben. Es wurde eine typische Goldkurve beschrieben, charakteristisch durch nicht vollständige Ausfällung bei 1 : 10 (Kastan), und ähnliche Bilder bei der Mastix- und Paraffinreaktion.

c) Lues cerebrospinalis. Die frische, meningitische Form der Lues cerebri, oft auch das Meningorezidiv, weist folgendes Reaktionsbild auf:

Blut.

Wassermannsche Reaktion bei 0,2 +++.
Stern bei 0,2 +++.
Cholesterinkältemethode +++.
S.G.R. +++. D.M. +++ ebenso M.T.R. und D.T.R.
Abbau von Gehirnrinde meist allein bei der A.R.

Lues.

Liquor.

Aussehen: oft trüb, leicht gerinnend, eventuell xanthochrom.

Sehr hohe Zellwerte, über 200.

Im Zellpräparate oft polynukleäre Leukozyten, doch, hauptsächlich Lymphozyten.

p_H zahlenmäßig leicht vermindert.

Phase I ++, 40%ige und 33%ige Fraktion + auch 28%ige (+).

Weichbrodt ++.

Braun-Husler +.

Gesamteiweiß stark erhöht.

Eiweißquotient 0,2—0,8.

Zucker normal oder leicht vermindert.

Chloride leicht vermindert.

Hämolysinreaktion stark positiv, Komplementgehalt.

Wa. R. bei 0,5 ++, bei 1,0 +++ im aktiven Liquor; im inaktivierten negativ oder deutlich abgeschwächt.

S.G.R. 0,2 ++.

D.M. 0,5 +.

Mastix-, Paraffin- und Goldsolreaktion: Lues cerebri- oder Meningitiskurve oder häufig Kombination beider (vgl. Abb. 36, 37b u. 38b).

Bei genügender Behandlung oder auch ohne solche gehen aber die hohen Liquorwerte zurück, bei Heilung auf negative Werte, bei Übergang in chronische Form in das folgende Reaktionsbild:

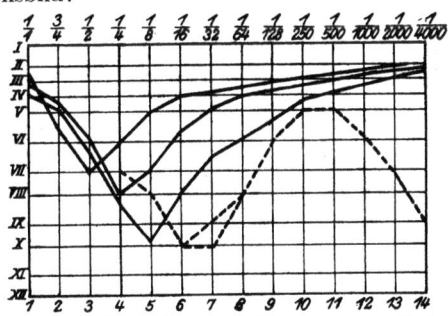

Abb. 36. Mastixreaktion. Lues cerebri-Kurven. ······ Technik nach Jacobsthal und Kafka, ——— Normomastixtechnik.

Praktische Bedeutung der Methoden.

Blut.

Wassermannsche Reaktion, meist bei 0,2 +++, manchmal erst bei 0,5.

Stern (0,2) +++.

Cholesterinkältemethode meist +++.

Abbau von Gehirnrinde allein bei der A. R.

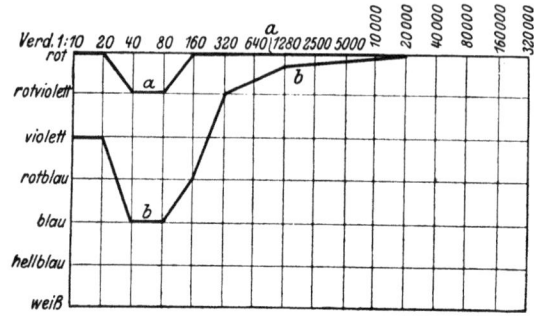

Abb. 37. Goldsolreaktion. Lueszacke (a) und Lues cerebri-Kurve (b).

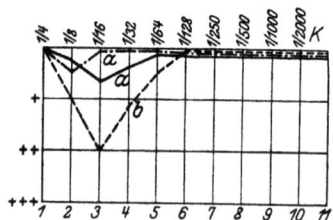

Abb. 38. Paraffinreaktion. a ══ Lueszacke. b ----- Lues cerebri.

Liquor.

Aussehen; klar, keine Gerinnsel, farblos.

p_H normal.

Zellzahlen — mittlere bis schwach positive Werte (10—15).

Weichbrodt (+) bis +.

Braun-Husler Ø.

Gesamteiweiß nicht erhöht.

Eiweißquotient wie bei der frischen Form.

Zucker normal.
Chloride normal.
Hämolysinreaktion negativ.
Komplement negativ.
Wassermannsche Reaktion bei 0,5 oder 1,0 positiv.
S.G.R. Ø oder 0,2—0,5 (+).
D.M. 0,5 Ø oder (+).
Goldsol-, Paraffin- und Mastixreaktion: Lues cerebri-Kurve (Abb. 36, 37b u. 38b) oder Lueszacke (Abb. 37a, 38a u. 39).

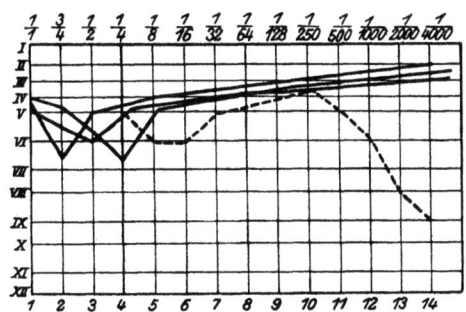

Abb. 39. Mastixreaktion. Lueszacken ······ Technik nach Jacobsthal und Kafka, ——— Normomastixtechnik.

Die alte Lues cerebri, besonders die endarteritische Form, weist oft folgendes im Liquor fast negative Bild auf:

Blut.

Wassermannsche Reaktion meist negativ.
Stern +++.
Cholesterinkältemethode ++—+++.
S.G.R. Ø oder (+).
D.M. Ø oder (+) oder +.

Liquor.

Zellen nicht vermehrt oder Grenzwerte.
p_H normal.
Phase I: Ø oder Opaleszenz; 40%ige Fraktion negativ.

Weichbrodt: Op. bis (+).
Hämolysinreaktion negativ.
Komplement negativ.
Wassermannsche Reaktion bei 1,0 neg. oder bei 1,0 +, bei 0,5 neg.
S.G.R. 0,5 neg. oder (+).
D.M. 0,5 neg. oder (+).
Goldsol-, Paraffin- und Mastixreaktion meist nur Lueszacke.

Das Charakteristische im Gesamtverlauf der Lues cerebri ist also der Wechsel in der Stärke der Reaktionen; sie reagieren sehr deutlich auf die Behandlung. Erst im chronischen Stadium der Lues cerebri tritt ein stationäres Reaktionsbild auf, wobei jenes der Endarteriitis der kleinsten Gefäße sich durch besonders niedrige Werte auszeichnet. Meist persistieren die Kolloidkurven auch nach Negativwerden der anderen Liquorreaktionen.

d) **Tabes.** Die frischen Stadien sind durch stärkere Reaktionen ausgezeichnet. Mit Einbeziehung aller Stadien ergibt sich folgendes Reaktionsbild:

Blut.

Wassermannsche Reaktion häufig negativ.
Stern +++, ebenso meist Cholesterinkältemethode und Verfeinerungen.
S.G.R. und D.M. häufig negativ.

Liquor.

Aussehen: klar, ohne Gerinnsel.
Zellen: Grenzwert bis (bei frischen Fällen) mittelstarken Zahlen (20—50).
p_H normal.
Phase I Opaleszenz bis schw. +.
Weichbrodt Op. bis schw. +.
Braun-Husler negativ.
Eiweißquotient⎫
Zucker   ⎬ wie bei der Lues cerebri.
Chloride   ⎭

Hämolysinreaktion fast immer negativ (nur in frischen Fällen +).

Wassermannsche Reaktion:
sehr selten bei 0,2 positiv, ⎫ aktiv, inaktiv
oft bei 0,5 oder 1,0 positiv, ⎬ noch schwächer
sehr selten bei 1,0 negativ. ⎭ oder negativ.

S.G.R. und D.M. meist negativ.

Mastix-, Paraffin- und Goldsolreaktion: Kurve zwischen jener der Lues cerebri und Paralyse; bei Vorherrschen entzündlicher Erscheinungen nähert sie sich mehr dem Typus des Lues cerebri und Meningitis, bei Vorherrschen degenerativer Erscheinungen mehr jener der Paralyse.

e) **Übergangsfälle.** Fälle, die bei durchgemachter Lues nur einzelne Symptome von seiten des Zentralnervensystems bieten (z. B. Pupillenstarre) zeigen sehr verschiedenartige Reaktionsbilder, doch ist aus dem Ausfall derselben oft ein prognostischer Anhaltspunkt nach der Richtung der Paralyse, Lues cerebri oder Tabes gegeben.

f) **Lues ohne klinisch nachweisbare Beteiligung des Zentralnervensystems.** Die Befunde sind nur bezüglich der Wassermannschen Reaktion im Blute geklärt, die in manifesten Stadien (ausgenommen die ersten Wochen des Primärstadiums) ja immer positiv ist. Komplementschwund im Serum deutet oft auf eine drohende Erkrankung des Zentralnervensystems oder eine maligne Lues hin. Die Abderhaldensche Reaktion hat eindeutige Resultate bisher nicht ergeben. Im Liquor können sich vorübergehend positive Reaktionen finden, die immer zu ganz besonders sorgfältiger Behandlung auffordern und prognostisch oft nicht günstig sind, z. B. Hämolysinreaktion. Die Wa. R. der Rückenmarksflüssigkeit ist, wenn sie im aktiven Zustand positiv ist, im inaktiven fast immer negativ. Ein Schema läßt sich heute noch nicht geben. Unter der Salvarsanbehandlung entwickeln sich oft Meningorezidive mit starken Liquorbefunden, die aber bei weiterer Behandlung schwinden. Besonders charakteristisch ist die „Lueszacke" der Kolloidreaktionen (Abb. 37a, 38a u. 39). Gerade hier empfiehlt sich die Untersuchung nach unserem Plane, weil dadurch viele heute noch unklaren Punkte einer Klärung zugeführt werden können.

g) Hereditäre Lues. Die Wassermannsche Reaktion ist meist nur in den früheren Lebensjahren bei 0,2 positiv, bei Stern und der Cholesterinkältemethode bleibt sie länger positiv. Komplementmangel im Blute weist oft auf pathologische Erscheinungen von seiten des Zentralnervensystems hin. Der Liquor ist, abgesehen von ausgesprochen hereditär luetischer Erkrankung des Zentralnervensystems (juvenile Paralyse, Lues cerebri) fast immer negativ.

3. Infektiöse nichtluetische Meningitiden mit Einschluß der Meningitis serosa.

Bei der Untersuchung der infektiösen Meningitiden ist besonders die makroskopische Besichtigung des Liquors von Wichtigkeit: es muß die Farbe und die Durchsichtigkeit festgestellt werden, die Art der in der Flüssigkeit schwebenden Gerinnsel u. a. Ganz besonders muß die bakteriologische Untersuchung der Rückenmarksflüssigkeit empfohlen werden, wobei hier nur an Schottmüllers ausgezeichnete Darstellung in dem Leitfaden von Plaut, Rehm und Schottmüller erinnert werden kann. Folgender Untersuchungsplan hat sich uns bewährt:

Blut.

Wassermannsche Reaktion und Flockungs- resp. Trübungsreaktionen.
Bakterien.

Liquor.

Makroskopisches Aussehen.
Zellzählung und Zellpräparat.
Bakteriologie.
p_H-Bestimmung.
Phase I und besonders die 28%ige Fraktion.
Weichbrodt.
Gesamteiweißbestimmung.
Eiweißquotient.
Zuckerbestimmung.
Chloride.

Infektiöse nichtluetische Meningitis.

Hämolysinreaktion.
Wassermannsche Reaktion und Fleckungsreaktionen.
Mastix-, Paraffin- und Goldsolreaktion.
Charakteristische Reaktionsbilder finden wir bei der

a) Eitrigen Meningitis (epidemischen, Streptokokken-, Staphylokokken-, Pneumokokken-Meningitis).

Blut.

Wassermannsche Reaktion und Flockungsresp. Trübungsreaktionen negativ.
Bakterien zuweilen positiv (epidemische Meningitis).

Liquor.

Aussehen: trüb, eitrig, oft xanthochrom, grobe, flockige Gerinnsel.
Zellen aufs stärkste vermehrt, meist unzählbar.
Zellart: größtenteils polynukleäre Leukozyten.
Bakterien meist positiv.
p_H 7·1.
Phase I +++, 28%ige Fraktion +.
Weichbrodt: schwach + oder negativ.
Gesamteiweiß erhöht.
Eiweißquotient 0,2—0,5.
Zuckermenge erniedrigt (15—20 mg%).
Chloride 700—600—500 mg%.
Hämolysinreaktion +++,
fast immer Komplement.
Wassermannsche Reaktion bis 1,0 negativ.
Mastix-, Paraffin- und Goldsolreaktion: Meningitis-Kurve (Abb. 40, 41 u. 42).

b) Tuberkulöse Meningitis. Blut wie a).

Liquor.

Aussehen: meist klar, zarte, spinnwebartige Gerinnsel.
Zellen: schwächer oder stärker vermehrt.
Zellart: Lymphozyten, oft auch polynukleäre Leukozyten.
Bakterien meist positiv.

94 Praktische Bedeutung der Methoden.

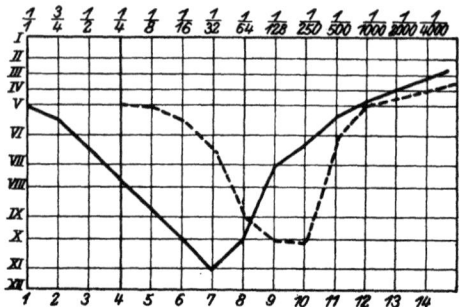

Abb. 40. Mastixreaktion Meningitiskurve. ------ Technik nach Jacobsthal und Kafka, ——— Normomastixtechnik.

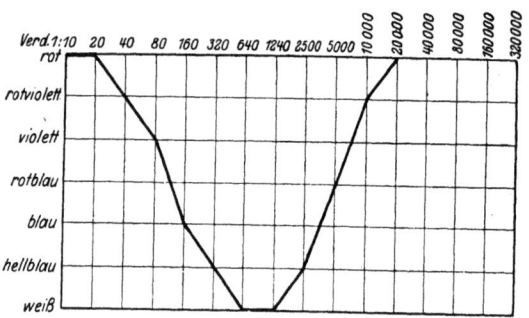

Abb. 41. Goldsolreaktion. Meningitiskurve.

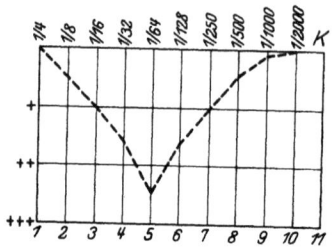

Abb. 42. Paraffinreaktion. Meningitiskurve.

Seröse Meningitis. Hämorrhagische Pachymeningitis.

p_H meist normal oder herabgesetzt.
Bakterien meist positiv.
Phase I schw. + bis ++, 28%ige Fraktion oft +.
Weichbrodt schw. positiv oder negativ.
Gesamteiweiß leicht erhöht.
Eiweißquotient wie oben.
Zuckergehalt erniedrigt.
Chloride vermindert.
Hämolysinreaktion meist positiv, auch Komplementgehalt. (Modifikation von G. Salus.)
Wassermannsche Reaktion negativ.
Mastix-, Paraffin- oder Goldsolreaktion Meningitiskurve doch schwächer als a), selten atypisch.

c) Seröse Meningitis. Hier kann das Liquorbild vollkommen negativ sein oder es besteht nur eine ganz leichte Vermehrung der Zellen und der Globuline. Dies gilt besonders von serösen Meningitiden auf mechanischer Grundlage. Jene, die in infektiöser (z. B. tuberkulöser) Erkrankung der Häute ihre Grundlage haben, nähern sich den Reaktionsbildern unter a) oder b), z. B.:

Liquor.

Aussehen: klar, keine Gerinnsel.
Zellen: leicht vermehrt oder Grenzwert.
Bakterien: fehlen.
p_H normal.
Phase I — opal. — schw. +; 28%ige Fraktion negativ.
Zucker normal.
Hämolysinreaktion negativ.
Wassermannsche und Flockungs- resp. Trübungsreaktionen negativ.
Mastix-, Paraffin- oder Goldsolreaktion: Andeutung der Meningitiskurve oder uncharakteristische schwache Ausflockung.

Anhang.

1. Hämorrhagische Pachymeningitis. Bei der inneren hämorrhagischen Pachymeningitis ist die Rückenmarksflüssigkeit oft xanthochrom, die Zellzahl ist normal oder leicht vermehrt, die Phase I opal. bis schwach positiv

Zur Diagnose trägt oft die Mastix- oder Goldsolkurve bei, die eine Andeutung oder stärkere Ausbildung der Meningitiskurve zeigen kann.

2. **Akute Infektionskrankheiten.** Viele akute Infektionskrankheiten führen zu Liquorveränderungen, ohne daß deshalb die klinischen Erscheinungen der Meningitis vorhanden sind; oft besteht Meningismus. Bei einigen Erkrankungen sind die Erreger im Liquor nachzuweisen, ohne daß Zell- und Eiweißgehalt verändert ist (Typhus, Paratyphus, Diphtherie), bei anderen kommt es zur Zell- und zuweilen Eiweißvermehrung ohne nachweisbaren Bakterienbefund (Gonorrhöe); Fleckfieber zeigt, wie Weil und Starkenstein nachgewiesen haben, sehr häufig im Liquor positive Hämolysinreaktion oft, aber nicht immer, von Pleozytose begleitet. Beim Tetanus erscheint die Rückenmarksflüssigkeit unverändert.

4. Dementia praecox.

Hierliegt das Hauptgewicht auf der Untersuchung des Blutes und Blutserums. Der Untersuchungsplan wäre folgender:

Blut.

Ermittelung der Blutgerinnungszeit.
Quantitative und qualitative Bestimmung des Blutbildes (Hämogramm).
Abderhaldens Dialysiermethode (Fauser).
Lüttge- und Mertzsche Methode. Interferometrie.
Bestimmung der antitryptischen Kraft.
Plasmalabilität.

Liquor.

Zellzählung.
An der Hand des Planes ergibt sich das folgende Reaktionsbild:

Blut.

Die Blutgerinnungszeit ist meist verändert, bei Katatonikern beschleunigt (Hauptmann).
Das absolute Blutbild kann zeigen:
Vermehrung der roten Zellen (kapilläre Erythrostase nach J. H. Schultz).

Vermehrung der weißen Zellen.
Das relative:
Vermehrung der Lymphozyten.
Vermehrung der Eosinophilen.
Die A. R. ergibt fast immer Abbau von Gehirnrinde und Geschlechtsdrüsen, sehr oft auch von Schilddrüse, selten von Nebenniere.
Die antitryptische Kraft des Blutserums ist stark erhöht.
Plasmalabilität ist verzögert oder beschleunigt.

Liquor.

Es findet sich manchmal leichte Pleozytose, nicht allzu selten eine kleine Kolloidzacke und eine Vermehrung des Wasserbindungsvermögens der Globuline.

Dazu ist zu bemerken: Die Eigenart des Blutbildes ist noch nicht vollständig festgelegt, sie wechselt meist auch je nach der Eigenart der Erkrankung und dem Stadium. Immerhin lassen sich aus der kapillären Erythrostase, der Lymphozytose und der Eosinophilie Schlüsse gegenüber dem manisch-depressiven Irresein und den Neurosen ziehen. Die anderen Reaktionen sind meist am stärksten bei den katatonen Formen, dann kommen die hebephrenen, dann die paranoiden. Bei der echten Paranoia ist der Blutbefund oft ganz negativ. Die Fermentreaktion hält sich meist längere Zeit auf gleicher Höhe und sinkt erst ab bei ausgesprochenen Besserungen.

Veränderungen des Blutes bei Einführung von Arzneimitteln, die auf das vegetative Nervensystem einwirken, sowie die Befunde von Hormonen in Blut und Liquor werden noch weitere diagnostische Anhaltspunkte abgeben (Langfeldt).

5. Das manisch-depressive Irresein.

Dieses verhält sich in bezug auf alle obenerwähnten Blut- und Serumreaktionen entgegengesetzt, wie die Dementia praecox, d. h. die betreffenden Reaktionen verlaufen alle im normalen Rahmen und können daher die Differentialdiagnose gegen Dementia praecox in weitem Maße unterstützen. Dies gilt ganz besonders von der Bestimmung der antitryptischen Kraft; die Abderhaldensche Reaktion verläuft fast immer negativ, nur selten läßt sich Gehirnabbau nachweisen, ebenso selten solcher von Schilddrüse oder Nebenniere.

6. Die genuine Epilepsie.

Der Untersuchungsplan ist hier der nämliche wie bei der Dementia praecox. Das Reaktionsbild läßt sich für die Epilepsie etwa folgendermaßen darstellen:

Blut.

Die Blutgerinnungszeit ist vor dem Anfalle verzögert. Nach dem Anfalle ist sie normal oder beschleunigt (de Crinis).

Das absolute Blutbild zeigt:

Verminderung der Weißen vor dem Anfall.

Vermehrung aller Blutzellen nach dem Anfall.

Das relative:

Vermehrung der Lymphozyten vor und während des Anfalles.

Eosinophile sind vor und während des Anfalles vermindert, nehmen nach dem Anfall zu bis zu übernormalen Werten.

Eiweiß und Cholesteringehalt vermehrt sich vor dem Anfall, sinkt nach ihm ab (de Crinis).

Die A. R. ergibt auffallend häufig Abbau von Schilddrüse, besonders vor dem Anfall; seltener ist Abbau von Nebenniere und Gehirnrinde.

Die antitryptische Kraft steigt vor dem Anfall an, hat während desselben ihren höchsten Wert, um nach dem Anfall abzusinken.

Die Plasmalabilität ist im Anfall erhöht ohne wesentliche Steigerung der Senkungsgeschwindigkeit (F. Georgi).

Liquor.

Selten leichte Zell- und Eiweißvermehrung. Sehr selten Polynukleose im Status. (M. Pappenhein.)

Das Charakteristische sind hier die mit den Anfällen in Zusammenhang stehenden starken Schwankungen des Reaktionsbildes. Die Reaktionen vermögen die Differentialdiagnose gegen Hysterie zu unterstützen und besonders auch bei Formen larvierter psychischer Epilepsie von Wert zu sein.

Epilepsie. Nervenkrankheiten.

7. Nervenkrankheiten bei groben Störungen der Drüsen mit innerer Sekretion.

a) Morbus Basedowii — Basedowoide — Thyreotoxikosen.
Blutgerinnungszeit: stark verzögert.
Normale Zahl der Roten und des Hämoglobins.
Blutbild: Starke Lymphozytose und Mononukleose.
Abderhaldens Reaktion: Abbau von Basedowschilddrüse, im geringeren Grade von normaler Schilddrüse, oft auch. von Geschlechtsdrüsen und Thymus.
Antitryptische Kraft erhöht.

b) Myxödem; Hypo- und Athyreosen.
Blutgerinnungszeit: beschleunigt.
Blutbild: Verminderung der roten Blutkörperchen und des Hämoglobins, oft Poikilozytose, Mononukleose, Hypereosinophilie.

c) Hypophysenstörungen.
Blutgerinnungszeit: aussichtsreich, noch nicht geklärt.
Blutbild:

Akromegalie	Dystrophia adiposo-genitalis.
Erythropenie	ebenso.
Mononukleose	Lymphozytose, Hypereosinophilie.

Abderhaldensche Reaktion: oft Abbau von Hypophyse, zuweilen begleitet von Abbau der Schilddrüse und der Geschlechtsdrüsen.

Liquor.
Hypophysenhormon?

d) Nebennierenstörungen.
Blutgerinnung:
Blutbild: Erythropenie, Lymphozytose.
Blutfarbstoffgehalt: herabgesetzt.
Abderhaldensche Reaktion: Manchmal Abbau von Nebenniere und anderen Drüsen mit innerer Sekretion.
Erhöhter Adrenalingehalt im Blute.

100 Praktische Bedeutung der Methoden.

Hier muß auch die Veränderung des Blutbildes bei Eingabe von Mitteln, die auf das vegetative Nervensystem einwirken, studiert werden[1]).

8. Alkoholismus.

Nach den besprochenen Methoden läßt sich der Alkohol im Blut und Liquor nachweisen und bildet oft eine diagnostische Stütze. Die Resistenz der roten Blutkörperchen ist herabgesetzt. Oft besteht Pachymeningitis haemorrhagica (siehe diese). Im Blute sind die Titer des antitryptischen und diastatischen Ferments meist erhöht.

Im Delirium findet sich positive Azeton- und Azetessigsäurereaktion im Liquor.

9. Encephalitis epidemica.

Nach den neueren Forschungen bestehen bei der Encephalitis sowohl im akuten Stadium, wie auch später ausgesprochene Liquorveränderungen: Zellvermehrung, Globuline und Gesamteiweiß normal oder nur mäßig vermehrt, Zucker vermehrt (65—100 mg%) Chloride meist normal, Kolloidkurven. die am meisten den Lueskurven ähneln, oft aber abgeschwächte Paralysenkurven darstellen, Hämolysinreaktion negativ.

10. Organische Erkrankungen des Zentralnervensystems mit Ausschluß der bereits besprochenen.

Zur Entscheidung, ob eine solche Erkrankung luetischer Natur ist, ist natürlich die Wa. R. im Liquor maßgebend. Doch kann auch bei einer Arteriosklerose oder einer Spätepilepsie auf Grund alter Lues die positive Wa. R. des Blutes, eventuell der positive Ausfall der Verfeinerungen eine antiluetische Behandlung notwendig machen. Die organischen Erkrankungen des Zentralnervensystems unterscheiden sich von der funktionellen vor allem durch

---

[1]) Anmerkung: Zur Diagnostik ist auch die Feststellung des Grundumsatzes z. B. mit dem Knipping schen Apparat von großem Werte, ferner die Untersuchung des Blutserums auf Refraktion und Viskosität; die letztgenannten Untersuchungen sind auch für Theorie und Erkennung des echten und hyperventilierten epileptischen Anfalles von Bedeutung.

Organische Erkrankung des Zentralnervensystems. 101

eine Vermehrung des Globulingehaltes der Rückenmarksflüssigkeit, der sich in positiver oder schwach positiver Phase I äußert. Auch die Zellen können leicht vermehrt sein.

Bei Blutungen im Zentralnervensystem oder seinen Häuten ist der Liquor außerdem je nach der Zeit blutig oder zart xanthochrom und enthält neben Erythrozyten, Blutpigment oft weiße Zellen, die rote oder Blutpigment phagozytiert haben (Hämatomakrophagen).

Hirnabszesse können, wenn sie durchgebrochen sind, vollkommen das Liquorreaktionsbild der eitrigen Meningitis aufweisen.

Hirntumoren gehen einher mit einer starken Erhöhung des Liquordruckes neben schwach positiver Phase I und oft leichter Pleozytose. C. Lange[1]) legt Wert auf geringste Spuren von Xanthochromie, Vermehrung des Gesamteiweißes, Verschiebung der Goldsolkurve nach oben (über $1/40$—$1/80$ hinaus), negative Wa. R., negativen oder geringen Zellgehalt, Vorhandensein von Blutfarbstoff im Liquor. Im Liquor können sich auch Tumorzellen finden. Eine Erhöhung des antitryptischen Indexes im Blutserum, eine positive A. R. mit Tumorsubstrat u. ä. Reaktionen können die Tumordiagnose erhärten. Bei komprimierenden Rückenmarkstumoren findet sich das Froinsche Syndrom (zitronengelber Liquor, schnell gerinnend, starker Eiweißgehalt, schwache Pleozytose) oder jenes von Nonne (positive Phase I bei negativer oder schwacher Pleozytose). Die Kolloidkurve steht zwischen Meningitis- und Serumkurve.

Die Multiple Sklerose zeigt entweder normalen Liquor oder geringe Globulin- und Gesamteiweißvermehrung, Wa. R. negativ, mäßige Pleozytose, Zucker normal, Gold-, Paraffin- und Mastixreaktion entweder negativ oder atypisch oder Luszacke.

Cysticercus und Echinococcus können manchmal durch die Auffindung charakteristischer Elemente im Liquor diagnostiziert werden. Die Schlafkrankheit weist ein ähnliches Reaktionsbild wie die Paralyse auf,

---

[1]) Lange: Mitteilungen aus den Grenzgeb. d. Med. u. Chir. Bd. 33, S. 582. 1921.

unterscheidet sich aber durch das Vorkommen der Trypanosomen im Blut und Liquor. Bei Polyneuritis und Ischias sah Queckenstedt[1]) deutliche Vermehrung des Gesamteiweiß bei fehlender oder geringer Pleozytose.

Die übrigen organischen Erkrankungen bieten keine charakteristischen Veränderungen der Körperflüssigkeiten; es können bei schweren Gehirnprozessen (Encephalomalazien u. a.), aber auch bei inneren Erkrankungen, die das Zentralnervensystem in Mitleidenschaft ziehen (Urämie u. a.), die Eiweiß- besonders die Globulinproben deutlich positiv sein; hierbei können auch manchmal atypische Kolloidkurven beobachtet werden, ferner Veränderungen des Zuckers und der Chloride (Erhöhung bei Urämie und Nierenkrankheiten).

11. Neurosen.

Bei diesen Erkrankungen sind bisher pathologische Befunde nicht aufgefunden worden bis auf leichte Lymphozytose im Blute; sie charakterisieren sich daher durch negativen Ausfall der oben besprochenen Reaktionen.

C. Verschiedene praktische Zusätze.

1. Kontrolle der Behandlung.

Eine ganz besondere Bedeutung haben die Untersuchungsmethoden der Körperflüssigkeiten für das Gebiet der Lues gewonnen, und zwar nicht nur die Untersuchung des Blutes, sondern in neuester Zeit auch jene der Rückenmarksflüssigkeit. Gerade auf letztere Weise lassen sich ja Späterkrankungen des Zentralnervensystems vermeiden. Für das Blut ist die Frage aufgeworfen worden, ob wir nicht die verfeinerten Methoden für die Diagnostik, die Originalmethode für die Kontrolle der Therapie verwenden sollen. Unseres Erachtens kann man diesbezüglich nichts Grundsätzliches sagen; wir untersuchen auf gleiche Weise, ob die Prüfung nun bloß diagnostischen oder therapeutischen Zwecken dient, wobei wir in letzterem Falle bei Ausführung der Wa. R. weit hinuntertitrieren, um die Einwirkung der Behandlung besser ver-

---

[1]) Queckenstedt: D. Zeitschr. f. Nervenheilkunde Bd. 57, S. 316. 1917

folgen zu können. Die Frage, ob weiter behandelt werden soll, kann sich dann nur aus dem genauen Studium der Klinik im Zusammenhang mit dem Befund der Körperflüssigkeit, und zwar nicht nur einer, sondern mehrerer Untersuchungen und nur auf Grund vorangegangenen Behandlungsplanes ergeben. Für den Liquor muß das Prinzip gelten, daß so lange behandelt wird, bis die Untersuchungsergebnisse nach allen Richtungen hin negativ geworden sind. Das ist besonders zu betonen, denn es kann z. B. die Hämolysinreaktion noch positiv sein, während alle anderen Reaktionen negativ geworden sind oder umgekehrt, und viele andere derartige Kombinationen sind bekannt. Hier ist es aber ganz besonders notwendig, nach der in diesem Buche angegebenen Technik zu verfahren. Besonders im Laufe der Salvarsanbehandlung können sogenannte Herxheimersche Reaktionen der Meningen vorkommen; sie äußern sich im Stärkerwerden eines schwach-positiven Befundes bis zu jenem Grade, wie sie auf S. 87 für die frische Lues cerebri angegeben sind.

Aber nicht nur für die Kontrolle der Therapie der Lues auch für die Behandlung oder Behandlungsversuche anderer psychischer und nervöser Erkrankungen haben sich die Ergebnisse der Reaktionen der Körperflüssigkeiten, zumal des Blutes als sehr wertvoll erwiesen. Das betrifft besonders die infektiöse Meningitis, die Dementia praecox und die Epilepsie. Bei der infektiösen Meningitis kann das Negativ- oder Schwächerwerden der Liquorreaktionen, besonders aber der Ausfall der Hämolysin- und Kolloidreaktionen den Erfolg der Behandlung gut demonstrieren, wenn auch leider gerade hier oft die Besserung des Liquorbefundes nicht mit der klinischen Hand in Hand geht. Bei der Dementia praecox ist neben anderen Reaktionen besonders die Trias: Blutbild, A. R. und antitryptische Kraft, die uns ein ziemlich exaktes Bild eventueller Besserung ergibt. Dabei müssen natürlich genügend Reaktionen in der behandlungsfreien Zeit vorausgegangen sein, so daß man ein halbwegs stationäres Reaktionsbild erhalten hat. Ein gleiches gilt für die Epilepsie, nur muß hier auf die mit den Ausfällen einhergehenden Schwankungen der biologischen und morphologischen Reaktionen genügend Rücksicht genommen werden. Auch für die nervösen Erkrankungen auf Grund grober Störung der Drüsen mit innerer Sekretion gilt Ähnliches.

Als wichtige Mittel zur Kontrolle der Behandlung haben sich in neuester Zeit auch die Bestimmung der Senkungsgeschwindigkeit der roten Blutkörperchen und die Ermittelung der Plasmalabilität ergeben.

2. Prognostik.

Die Reaktionen der Körperflüssigkeiten sind berufen, auch für die Prognostik wirksame Anhaltspunkte zu ergeben; freilich ist dieses Gebiet heute noch wenig ausgebaut. Erst die systematische Untersuchung mit Hilfe aller in Frage kommenden Reaktionen wird hier Neues zutage fördern. Immerhin kann gerade im Hinblick auf das im vorigen Abschnitt Gesagte schon heute einiges skizziert werden. Wenn z. B. im Sekundärstadium der Lues positive Hämolysinreaktion auftritt, die auch durch Behandlung nicht zu beheben ist, so ist das ein quoad luem des Zentralnervensystems ungünstiges prognostisches Symptom. Wenn ein latenter Luetiker ständig kein Komplement im Blute hat, so muß dieses Phänomen prognostische Bedenken in uns erwecken. Wenn in einem Falle von Argyll Robertson schon starke Blut- und Liquorreaktion vorhanden sind, so ist dies ebenfalls ein prognostisch ungünstiges Zeichen. Dies ganz besonders, wenn die Reaktionen in ihrer Stärke sich ziemlich gleichbleiben und durch die Behandlung nicht beeinflußt werden. Ein gleiches gilt für die infektiöse Meningitis. Für die Prognose einer Hirnblutung, einer Pachymeningitis wird ebenfalls der Liquorbefund von großer Bedeutung sein. Auch für andere Gebiete, besonders jenes der Dementia praecox und Epilepsie, scheint das Reaktionsbild prognostische Anhaltspunkte gewinnen zu lassen.

3. Atypische und Mischfälle.

Besondere Schwierigkeiten wird natürlich die Deutung des Reaktionsbildes dann haben, wenn das klinische Bild atypische Züge aufweist oder eine Mischform darstellt. Das Atypische kann auch darin liegen, daß einem ausgesprochenen klinischen Krankheitsbild ein widersprechender Befund der Körperflüssigkeit gegenübersteht. In solchen Fällen kommt es natürlich sehr auf die klinische Erfahrung des Untersuchers an, daß Klinik und Laboratorium in Übereinstimmung gebracht werden.

Atypische Fälle sehen wir manchmal auf dem Gebiete der Spätlues des Zentralnervensystems: atypische Formen der Paralyse und Lues cerebri sind nichts Seltenes. Ferner kommt es hier vor, daß klinisch sichere Paralysen Blut- oder Liquorreaktionen vermissen lassen, auch daß diese allmählich negativ werden oder das ganze Liquorbild negativ ist. Dann gibt es Mischformen von Paralyse und Lues cerebri, Paralyse und infektiöser Meningitis, Lues cerebri und Tabes, Arteriosklerose und Lues cerebri u. a. mehr. Wenn solche Fälle auch Seltenheiten darstellen, so müssen sie immerhin berücksichtigt werden. Auch auf anderen Gebieten der Erkrankungen des Zentralnervensystems kommen solche Ausnahmefälle vor: atypische Formen des Hirntumors, der multiplen Sklerose u. v. a. werden beobachtet. In solchen Fällen kann das Blut- und Liquorreaktionsbild klärend wirken, andererseits darf es natürlich nur nach eingehendem Studium der Klinik analysiert werden. Nicht allzu selten ist auch die Kombination einer Störung der Blutdrüsen mit anderen Psychosen oder Neurosen. So kann sich eine Thyreose, eventuell ein Basedow, mit einem manisch-depressiven Irresein, einer Neurose oder einer anderen Psychose verbinden. Der Reaktionstypus wird dann natürlich ein anderer sein als bei den unkomplizierten Formen. So wird natürlich eine Thyreose + Hysterie Veränderungen der Gerinnungszeit, des Blutbildes, des antitryptischen Titers und eventuell auch der A. R. bieten. Auf alle diese Punkte muß streng Rücksicht genommen werden.

4. Luetinreaktion.

Die Hautreaktion mit Noguchis Spirochätenluetin ergänzt in willkommener Weise unsere Blut- und Liquorreaktionen. Die Reaktion wird so vorgenommen, daß gleiche Teile des Luetins und physiologischer Kochsalzlösung gemischt und davon 0,07 ccm scharf intrakutan mit deutlicher Quaddelbildung und ohne Hautblutung injiziert werden. Die Stelle wird durch Farbstoff oder

Jodtinktur mit einem Ringe umgeben, um sie später besser zu finden. Die erste Ablesung erfolgt nach 24 Stunden, die weiteren in den folgenden Tagen. Positive Reaktionen machen sich bemerkbar in einer schon nach 24 Stunden auftretenden Rötung und Papelbildung, die längere Zeit bestehen bleibt. Stärkere Reaktionen äußern sich in der Größe, Erhabenheit und Rötung der Papel, die bei sehr starken Reaktionen als große Pustel erscheinen kann, aus der sich ein Tropfen serös-eitriger Flüssigkeit ergießt. Die Luetinreaktion ist bei Nichtluetikern negativ, im Sekundärstadium der Lues selten und schwach positiv, im Tertiärstadium dagegen immer und stark positiv. Bei der frischen und auch in späteren Stadien der Lues cerebri ist die Reaktion daher fast immer vorhanden und stark positiv, bei der Paralyse sieht man nur mittelstarke oder schwache Reaktionen, und zwar in 52% der Fälle, die sich auch dadurch von den Reaktionen in allen anderen Luesstadien unterscheiden, daß sie bei den bisherigen Methoden der Paralysebehandlung nicht verstärkt werden. Das Luetin ist nur begrenzte Zeit wirksam, und seine Reaktionsfähigkeit verändert sich im Laufe der Zeit; es muß daher immer wieder an sicheren klinischen Fällen kontrolliert werden.

D. Schlußbemerkungen.

Eine wirklich erfolgreiche praktische Verwertung der Liquor- und Blutreaktionen ist nur möglich, wenn das klinische Bild in sorgfältigster Weise studiert wird. Die Reaktionen der Körperflüssigkeit sollen die klinische Tätigkeit nicht ausschalten oder verringern; im Gegenteil, je eingehender die klinische Untersuchung, um so bedeutungsvoller der serologische Befund für den einzelnen Fall und um so wertvoller für die Klärung des ganzen Gebietes. Ferner empfiehlt es sich nicht, aus einzelnen biologischen Reaktionen zu weitgehende Schlüsse zu ziehen, sondern möglichst eine Gruppe von Reaktionen, wie sie in III. B. dargestellt sind, zur praktischen Verwertung einzustellen. Auch ist es gerade für die biologischen Reaktionen notwendig, sie, zumal wenn das Ergebnis nicht ganz einwandfrei ist, wiederholt anzu-

Schlußbemerkungen.

stellen. Besondere Rücksicht ist dabei, wie C. Lange[1]) mit Recht ausführlich darlegt, auf die Beeinflussung biologischer Reaktionen durch körperliche Erkrankungen zu nehmen. Dann müssen sich selbstverständlich auch alle jenen praktisch wichtigen Reaktionen anschließen, wie sie in den anderen Gebieten der Medizin üblich sind. Ganz besonders betont sei die Wichtigkeit der Untersuchungsmethodik des vegetativen Nervensystems. Nur bei Berücksichtigung aller erwähnten Punkte, erst wenn das Gebiet ohne Über- oder Unterschätzung aller wichtigen Faktoren ernst bearbeitet wird, wird sich eine fruchtbare Diagnostik der Nerven- und Geisteskrankheiten mit Hilfe der Reaktionen der Körperflüssigkeiten entwickeln können.

---

[1]) C. Lange: Klin. Wochenschr. 1922

Namen- und Sachverzeichnis.

Abderhalden 41.
Abderhaldensche Reaktion = A.R. 10, 34.
— — bei Normalen 78.
— — bei Paralyse 83.
— — bei Lues cerebri 86, 88.
— — bei Dementia praecox 97.
— — bei Epilepsie 98.
— — bei Störungen innerer Sekretion 99.
Ablösung des Blutkuchens 9.
Adler, O., (Blutnachweis im Liquor) 28.
Agglutinoskop 66.
Äthylalkoholnachweis in Serum und Liquor 28.
Akromegalie 99.
Akute Infektionskrankheiten 96.
Albumine 27.
Alkoholische Normalextrakte 56.
Alkoholismus 100.
Alkoholreaktion = ASR 1 und 2 42.
Alzheimer (Liquorzellfärbung) 16.
Ambozeptor 59, 60.
—, Titer des 59.
Ambozeptorverdünnungen 60.
Ammoniumsulfatlösung 24, 25.
Ammoniumsulfataussalzung, fraktionierte 25, 83, 87, 93, 95.
Antitrypsinnachweis 45.
Antitryptische Kraft 46, 78.
— — bei Dementia praecox 97.
— — bei Epilepsie 98.
— — bei Störungen der inneren Sekretion 99.
Apelt (Phase I) 24.
Apparatur zur Plasmagewinnung 4.
— zum Alkoholnachweis 28.
— zur Senkungsgeschwindigkeit 54.
Arteriosklerose 100.
Athyreosen 99.
Atypische Fälle 104.
Ausglühen der Lumbalnadeln 5.
Auspressung von Serum 9.

Aussehen des Serums 10.
— des Liquor 79.
—, — bei Paralyse 83.
—, — bei Lues cerebri 87, 88.
—, — bei Tabes 90.
—, — Meningitis 93.
Auswertung des Komplements 60.
Auswertungsverfahren 63.
Autohämolyse 9.
Autohämalytische Vorgänge 10.
Azetonreaktion im Liquor 100.
Azetessigsäurereaktion im Liquor 100.

Bakterien im Blute 93.
— im Liquor 93.
Bakterienfärbung 18.
Basedow 99.
Basedowoide 99.
Basophile Punktierung 13.
Baumgärtel (Wa. R.) 55.
Becker (Hemmungstiter) 46.
Benzoylchlorid, Probe mit 29.
Bergmann und Meyer (Antitrypsinnachweis) 75.
Beschwerden nach der Lumbalpunktion 8.
Blut, postmortales 73.
Blutbild, normales 78.
— bei Dementia praecox 96.
— bei Epilepsie 98.
— bei Störungen der inneren Sekretion 99.
Blutentnahme, Zeit der 1.
Blutgerinnungszeit, normal 78.
— bei Dementia praecox 96.
— bei Epilepsie 98.
— bei Störungen der inneren Sekretion 99.
Blutgruppenbestimmung 72.
Blutiger Liquor 7, 15, 72, 77, 80.
Blutkörperchen, rote, Senkungsgeschwindigkeit 53, 98.
Blutkörperchenaufschwemmung zur Blutgruppenbestimmung 72.

Namen- und Sachverzeichnis.

Blutkurven mit normalem Liquor 80.
— mit Paralytikerliquor 86.
Blutnachweis im Liquor 15, 28.
Blutplasma 1.
Blutungen im Zentralnervensystem 101.
Blutzellen, Färbung 10.
Boas 62.
— und Neve 70.
Bornstein 76.
Braun und Husler (Salzsäurereaktion) 27, 82.
— (— bei Paralyse) 83.
— (— bei Lues cerebri) 87, 88.
— (— bei Tabes) 90.
Bruck, R., (Schnellreaktion) 67.

Chloride, Bestimmung der 32.
— im Liquor, normal 79.
— — bei Paralyse 83.
— — beiLues cerebri 87, 88.
— — bei Tabes 90.
— — bei Meningitis 93, 95.
Chloridgehalt des Liquors 32.
Cholesterinextrakte 64.
— zur S. G. R. 65.
Cholesterinkältemethode bei Paralyse 83.
— bei Lues cerebri 86, 88, 89. 83.
Cholesterinkristalle 77.
Cholesterinlösung 65.
Crinis, de 98.
Cysticercus 101.

Darstellung der Organe zur A. R. 34.
Deckglaspräparate 10.
Delafield (Hämatoxylin) 16.
Dementia praecox 96.
Deussing (Schnellfärbung) 11.
Dialysierhülsen, Behandlung und Prüfung 53.
Dialysierversuch 37.
Diaphanometrische Methode 22.
Dicker Tropfen 13.
Differential-Leukozytenzählung 13.
Differentialzähltafel 12, 13.
Diphtherie 96.
Dold (Trübungsreaktion = D.T.R.) 68.
Dritte Modifikation, (Meinicke = D. M.) 66, 83.
Dunkelfeld 18.

Durchlässigkeit für Eiweißabbauprodukte (Prüfung der Dialysierhülsen) 35.
Durchlässigkeitsversuch der Hülsen nach Kafka 37.
Dystrophia adiposa-genitalis 99.

Echinococcus 101.
Eicke (Herstellung der Goldsollösung) 47.
— und Löwenberg (Wa. R. des inaktivierten Liquors) 57.
Einstellung der Organsubstrate 40.
— der Organextrakte 45.
— der Extrakte für die Wa. R. 59.
— des hämolyt. Immunserums 59.
— des Komplements 60.
Einstich, Venenpunktion 2.
Eiweißquotient, Bestimmung des 27.
— im Liquor, normal 79.
— — bei Paralyse 83.
— — bei Lues cerebri 87, 88.
— — bei Tabes 90.
— — bei Meningitis 93, 95.
Emanuel (Mastixreaktion) 49.
Emmerich und Hage 74.
Encephalitis epidemica 100.
Encephalomalazie 102.
Endarteritische Form der Lues cerebri 89.
Entnahmeart des Blutes 1, 76.
Entnahmenadeln zur Lumbalpunktion 5.
Erythropenie 99.
Erysthrostase, kapilläre 96.
Eskuchen (Mastixreaktion der Norm) 52.
Esmarch (Schlauch) 2.
Ewald 40.
Extraktreaktion nach Sellheim, Lüttge und von Mertz 45.
Extrakte, Einstellung 59.
— Prüfung zur D. M. 66.

Färbung der Blutzellen 10, 11.
— der Liquorzellen 15.
Fibrin 9.
Fibrinogen 9.
Fingerbeere, Entnahme kleiner Blutmengen 3, 76.
Fischer, O., (Liquorzellfärbung) 15.
Fleckfieber 96.
Flecken im Plasma 10.

Flockungsreaktionen 65.
— im Serum, normal 78.
— — bei Paralyse 83.
— — bei Lues cerebri 86.
— — bei Meningitis 93.
— — bei Tabes 79.
— im Liquor, normal 79.
— — bei Paralyse 83.
— — bei Lues cerebri 87, 89.
— — bei Tabes 91, 90.
— — bei Meningitis 93, 95.
Formolkontrolle, zur M. T. R. 68.
— zur D. T. R. 68.
Franckesche Nadel 2.
„Französische" Methode 15.
Frigolo 75.
Froin (Syndrom) 101.
Fuchs und Rosenthal (Liquorzellzählung) 13.
Fuld (Antitrypsinnachweis) 45.

Georgi, F. 19, 98.
Gerinnungszeit, Bestimmung der, des Blutes 32, 75.
Gesamteiweiß, im Liquor, normal 79.
— — bei Paralyse 83.
— — bei Lues cerebri 87, 88.
— — bei Meningitis 93, 95.
Gesamteiweißbestimmung in Liquor 24.
Gesamtreaktionsbilder 78.
Giemsa (Lösung) 11, 13, 17.
Globulinbestimmung im Liquor 24.
Globuline 27.
Goldsollösung, Herstellung 47.
—, Prüfung der Salzempfindlichkeit 48.
Goldsolreaktion 47.
— Salzvorversuch 48.
— Schema 48.
— Normalkurve 79.
— bei Paralyse 83.
— bei Lues cerebri 87, 89, 90.
— bei Tabes 91.
— bei Meningitis 93, 95.
Gonorrhöe 96.
Grahe (Schema) 22, 23.
Gram (Färbung) 18.
Groß (Antitrypsinnachweis) 45.
Gruschka (Verfeinerung der Hämolysinreaktion) 71.
Grundumsatz 100.

Häbler (p_H-Bestimmung) 18.
Hämatin 76.
Hämatomakrophagen 101.
Hämoglobinverdünnungen 62.
Hämogramm 13.
Hämolyse, Hemmung der 62.
Hämolysinreaktion 69.
— normal 79.
— bei Paralyse 83.
— bei Lues cerebris 82, 89, 90.
— bei Meningitis 93, 95.
Hämolytischer Immunkörper 50.
Hämolytisches Serum 76.
Hämorrhagische Pachymeningitis 95.
Hagedorn und Jensen (Zuckerbestimmung) 30.
Hammelblutkörperchen 58.
— Aufschwemmung der 59.
Hauptmann 96.
— u. Hoeßli (Auswertungsverfahren) 63.
Hauptversuch der Wa. R. 61.
Hebephrene Formen, der Dementia praecox 97.
Hemmungstiter 46.
Herstellung der Organextrakte 45.
— des hämolytischen Immunkörpers durch intravenöse Injektion 58.
— des hämolytischen Immunkörpers durch intraperitoneale Injektion 58.
Herxheimersche Reaktion 103.
Herzextrakte 56, 64.
Herzpunktion 57.
Hinman und Sladen (Objektträgermethode) 32.
Hirnabszeß 101.
Hirntumor 101.
Hirsch, P., (Interferometrische) Methode 42.
Hohlnadeln zur Blutentnahme 2.
Hohlperlenkapillaren 33.
Hohlperlenkapillarenmethode 33.
Hypereosinophilie 99.
Hypophysenstörungen 99.
Hypothyreosen 99.

Jacobsthal (Kältemethode) 64, 81.
— und Kafka (Mastixreaktion) 49.
Jansky 72.
Immunkörper, hämolytischer 50.
— — Herstellung 50.

Namen- und Sachverzeichnis.

Immunserum, hämolytisches 59.
— — Einstellung des 59.
Indikatorenmethode 18.
Infektionskrankheiten, akute 96.
Innere Sekretion 99.
— —, grobe Störungen der 99.
Interferometer 43.
Interferometrische Methode (n. P. Hirsch) 42.
Irresein, manisch-depressives 95.
Ischias 102.
Jugendformen der Leukozyten 13.

Kafka (Bestimmung des Eiweißquotienten in Liquor) 27.
— (fraktionierte Ammoniaksulfataussalzung) 25.
— (Liquorzellfärbung) 15.
— (Liquorzellzählung) 13.
— (volumetrische Methode) 21.
— (Durchlässigkeitsprüfung der Dialysierhülsen) 37.
— (Normomastixreaktion) 50.
— (Paraffinreaktion) 52.
— (Vergleichsagglutinoskop) 66.
Kältemethode 64.
Kanülen zur Lumbalpunktion 5.
Kapillarpipette zur Liquorzellzählung 14.
Kastan 86.
Katatone Formen, der Dementia praecox 97.
Kernform der Leukozyten 13.
Klausners Reaktion 26.
Knipping 100.
Kochsalzgehalt des Liquors 32.
Körperflüssigkeiten, Transport 73.
Komplement, Konservierung 58, 75.
— Einstellung 60.
Komplementgewinnung 57
— durch Entblutung 57.
— durch Herzpunktion 57.
Komplementnachweis im Liquor nach G. Salus 70.
Komplementvorversuch zur Hämolysinreaktion 70.
— —, nach Gruschka 71.
Kontrolle der Behandlung mit Heruntergehen der Serummenge bei der Wa. R. 64, 102.
Kuhn und Woithe (Agglutinoskop) 66.

Labilitätsreaktionen 10.
Laboratoriumsmethode der Wa. R. 56.
Lange, C., (Goldsolreaktion) 47.
— (Konservieren des Komplements) 58.
— (Tumorbefund) 101.
— (Beeinflussung durch körperl. Erkrankungen) 107.
Leichenflüssigkeiten 73.
Leishman (Färbung) 17.
Liquor, blutiger 7, 15.
Liquordruck 75.
Liquorzellen, Färbung 15.
— Zählung 13.
Luersche Spritze 21.
Lues 80, 91.
— hereditäre 92.
— cerebrospinalis 86.
— — frische Form 86.
— — chronische Form 87.
— — endarteritische Form 89.
Luesdiagnose, durch Flockungs- und Trübungsreaktionen 65.
Luesleberextrakte 56.
Lueszacke 91.
Luetinreaktion 105.
Lumbalpunktion 4, 75, 76.
— im Sitzen 4.
— in Seitenlage 5.
Lüttge und von Mertz, Substratreaktion 41.
— —, Extraktreaktion 45.

Makromethode der Senkungsgeschwindigkeit nach F. Plaut 53.
Malariatherapie 85.
Manisch-depressives Irresein 97.
Mastixlösung, Herstellungen 49.
Mastixreaktion 49.
— Vorversuch 49.
— Schema 50, 51.
— der Norm (Eskuchen) 52.
Matzdorff 80, 86.
May-Giemsa, Färbung, 11, 17.
— Lösung 11.
May-Grünwald, Lösung 11.
Meerschweinchenherzextrakte 56.
Meinicke (D. M.) 66.
— (M. T. R.) 67.
Meningismus 9, 96.

Namen- und Sachverzeichnis.

Meningitis, infektiöse 92.
— seröse 95.
— eitrige 93.
— tuberkulöse 93.
Meningitiskurve 94.
Mestrezat (Diaphonometrische Methode) 22.
Methylgrünpyronin, Färbung des Liquors 17.
Mikrokammer zum Interferometer 43.
Mikromethode der Senkungsgeschwindigkeit 57.
Mikromethoden 74.
Milian (Objektträgermethode) 32.
Michaelis (Indikatorenmethode) 18.
Mischfälle 107.
Mischpipette 13, 14.
Modifikation, Dritte 66.
Mononukleose 99.
Morbus Basedowii 99.
Moss-Lee-Vincent 72.
Müller-Scheven (Mikromethode d. Blutsenkungsgeschwindigkeit) 54.
Multiple Sklerose 101.
Myelozyten 13.
Myxödem 99.

Natrium citricum 4.
Nebennierenstörungen 99.
Neurosen 102.
Neutralisationstiter 46.
Neutrophile Zelle 13.
Nierenkrankheiten 102.
Ninhydrinreaktion 35, 39, 41, 45.
Nissl (volumetrische Methode) 21.
— -Röhrchen 21.
— modifiziert von Kafka 22, 27.
Nitsche (Chloridbestimmung) 32.
Noguchi (Luetinreaktion) 105.
Nonne (Lufteinblasung) 8, 75.
— (Phase I) 24.
— (vier Reaktionen) 77.
— (Syndrom) 101.
Normalbefund 78.
Normalextrakte, alkoholische zur Wa. R. 56, 59.
Normalkurve der Kolloidreaktion 79.
Normomastixreaktion 50.
— Normalkurve 79.
— bei Paralyse 83.
— bei Lues cerebri 87, 89, 90.
— bei Tabes 91.
— bei Meningitis 93, 95.

Objektträgermethode, zur Bestimmung der Blutgerinnungszeit 32.
Objektträgerpräparate 10.
Oelze 18.
Ohrläppchen (Entnahme kleiner Blutmengen) 2.
Organextrakte zur Extraktreaktion 45.
— Herstellung 45.
— Einstellung 45.
— zur M. T. R. 68.
Organische Erkrankungen des Z. N. S. 100.
Organsubstrate zur A. R. 34.
— Prüfung auf Reaktionsfähigkeit 40.
— zur interferometrischen Methode 42.
Originaltechnik der Wa. R. 55.

Pachymeningitis, hämorrhagische 95.
Pandy (Reaktion) 26, 79.
Pappenheim, A., (Färbung) 11.
Paraffinreaktion 52.
— Schema 53.
— Normalkurve 79.
— bei Paralyse 83.
— bei Lues cerebri 87, 89.
— bei Tabes 91, 90.
— bei Meningitis 93, 95.
Paraffinlösung, Herstellung 52.
Paralyse 83.
— juvenile 83.
Paralysenkurve 83.
Paratyphus 96.
Phase I 24, 79.
— — bei Paralyse 83.
— — bei Lues cerebri 87, 89.
— — bei Tabes 90.
— — bei Meningitis 93, 95.
— II 25.
Pigment 76.
Plasmagewinnung 4, 10.
Plasmakolloide 19.
Plasmalabilität 97.
— bei Dementia praecox 97.
— bei Epilepsie 98.
Plasmalabilitätsreaktionen 19.
Platiniridiumnadeln 5.
Plaut, F., (Senkungsgeschwindigkeit) 53.
— (Mikromethoden) 74.
— (Wa. R. im Liquor) 78.
—, Rehm und Schottmüller 92.

Namen- und Sachverzeichnis.

Pneumokokkenmeningitis 93.
Polychromasie 13.
Polyneuritis 102.
Postmortales Blut 73.
Prognostik 101.
Pufferlösungen 19.
Punktierung, basophile 13.

Queckenstedt 102.

Ravaut und Boyer (Gesamteiweißbestimmung) 24.
Reaktionsbild der Paralyse 85.
Refraktion 100.
Rehm 81.
Reifungszeit 49.
Rizzo (Wa. R. des inaktivierten Liquors) 57.
Roberts - Stolnikow - Brandberg 22.
Röhrchen zur Gesamteiweißbestimmung nach Ravaut und Boyer 24.
— — nach Nissl 22.
— — nach Kafka 23.
Rosental (Neutralisationstiter) 46.
Rückenmarksflüssigkeit, Aussehen 10.
Rückenmarkstumoren, komprimierende 101.

Sachs, H. 19.
— (Cholesterinextrakte) 56.
— und Georgi (S. G. R.) 65, 87.
Salpetersäureschichtprobe 22.
Salus, G. (Modifikation der Hämolysinreaktion) 69, 90.
Salzsäurereaktion nach Braun und Husler 27.
Salzvorversuch zur Goldsolreaktion 48.
— zur Mastixreaktion 49.
Saugglockenmethode 3.
Schema zur Goldsolreaktion 48.
— zur Mastixreaktion 50, 51.
— zur Paraffinreaktion 53.
Schiff, F. (Blutgruppen) 72, 73.
Schilling, V. (Hämogramm) 13.
Schlafkrankheit 101.
Schnellreaktion nach Bruck 67.
Schottmüller 75.
Schultz (Hohlperlenkapillarenmethode) 33.
— J. H. (Erythrostase) 96.

Schumm (Phase I) 24.
— (Blutnachweis im Liquor) 28.
— (Äthylalkoholnachweis) 28.
Segmentkernige 13.
Selbsthemmung 10.
Sellheim 45.
Senkungsgeschwindigkeit der roten Blutkörperchen 53.
Seröse Meningitis 95.
Serumgewinnung 9.
Skarifikation 3
Soxhlet 34.
Spiegler-Pollaci (Methode) 36.
— — (Reagens) 36.
Spätepilepsie 100.
Spirochäten 18.
Stabkernige 13.
Staphylokokkenmeningitis 93.
Stern, M., 61.
Sternsche Reaktion 64, 81.
Streptokokkenmeningitis 93.
Substratreaktion (Lüttge und von Mertz) 41.
Szesci (Liquorzellfärbung) 16.

Tabes 90.
Tabesparalyse 86.
Tantalnadeln 5.
Temperierbad zum Interferometer 43.
Testsera zur Blutgruppenbestimmung 72.
Tetanus 96.
Thoma-Zeiss (Zählkammer) 14.
Thyreotoxikosen 99.
Transport von Vollblut 9.
Trömner (Sedimentator) 18.
Trübungen des Serums 10.
Trübungsreaktionen 69.
— nach Meinicke (M. T. R.) 67.
Trypanosomen 18, 102.
Trypsintiter 46.
Tuberkulöse Meningitis 93.
Tumorzellen im Liquor 77.
Typhus 96.

Übergangsfälle 91.
Undurchgängigkeit für Eiweiß, Prüfung der Dialysierhülsen 35.
Urämie 102.

Venenpunktion 1, 76.
Verfeinerung der Hämolysinreaktion nach Gruschka 71.

Vergleichsagglutinoskop 66.
Vierfeld-Mäandermethode 12, 13.
"Vier Reaktionen" 78.
Viskosität 100.
Volumetrische Methode nach Nissl 21.
Vordialyse 41.

Wartenberg (Zisternenpunktion) 8.
Wasserbindungsvermögen der Globuline 97.
Wassermannsche Reaktion
= W. R. 59, 80.
— — im Serum, normal 78.
— — — bei Paralyse 83.
— — — bei Lues cerebri 86, 88, 89.
— — — bei Tabes 90.
— — — bei Meningitis 93.
— — im Liquor, normal 79.
— — — bei Paralyse 83.
— — — bei Lues cerebri 87, 89, 90.
— — — bei Tabes 91.
— — — bei Meningitis 93.
Wasserstoffexponent = p_H - Bestimmung 18.
— im Liquor bei Paralyse 83.
— — bei Lues cerebri 87, 88, 89.
— — bei Tabes 90.
— — bei Meningitis 93, 95.
Wechselmann, Kanülen nach 5.
Weichbrodt (Sublimatreaktion) 27, 28.
— — bei Paralyse 83.
— — bei Lues cerebri 87, 88, 90.
— — bei Tabes 90.
— — bei Meningitis 93, 95.

Weil, E., 70.
— und Kafka (Hämolysinreaktion) 69.
— — Starkenstein 96.
Widal, Sicard und Ravaut, "französische Methode" 15.

Xanthochromer Liquor 72, 77, 101.
Xanthochromie 101.

Zählflüssigkeit 13.
Zählkammer 14.
Zählnetz 14.
Zählung der Liquorzellen 13.
Zahl, "erste" 27.
— "zweite" 27.
Zaloziecki, (Salpetersäureschichtprobe) 22.
— (lichtdichter Kasten) 22.
— (modifizierte Pandyreaktion) 26.
Zellen im Liquor 79.
— — bei Paralyse 83.
— — bei Lues cerebri 87, 88, 89.
— — bei Tabes 90.
— — bei Meningitis 93.
Ziehl, Färbung 18.
Zisternenpunktion 8.
Zitratblut 10.
Zucker im Liquor, normal 79.
— — bei Paralyse 83.
— — bei Lues cerebri 87, 88.
— — bei Tabes 90.
— — bei Meningitis 93, 95.
Zuckerbestimmung 30.

Verlag von Julius Springer in Berlin W 9

Taschenbuch zur Untersuchung von Nervenverletzungen, Nerven- und Geisteskrankheiten. Eine Anleitung für Ärzte, insbesondere bei gerichtlichen, militärischen und Unfallsbegutachtungen. Von Dr. W. Cimbal, Nervenarzt und Oberarzt der Städtischen Heil- und Pflegeanstalten zu Altona. Dritte Auflage. Mit 15 Textbildern. XII, 225 Seiten. 1918. Gebunden RM 5.25

Untersuchungen über die körperlichen Störungen bei Geisteskranken. Von Dr. Otto Wuth, Privatdozent an der Universität München. Mit 63 Textabbildungen. („Monographien aus dem Gesamtgebiete der Neurologie und Psychiatrie", Band 29.) IV, 114 Seiten. 1922.
RM 7.50

Die Bezieher der „Zeitschrift für die gesamte Neurologie und Psychiatrie" und des „Zentralblattes für die gesamte Neurologie und Psychiatrie" erhalten die Monographien mit einem Nachlaß von 10 %.

Die Beteiligung der humoralen Lebensvorgänge des menschlichen Organismus am epileptischen Anfall. Von Dr. Max de Crinis, Assistent der Universitätsnervenklinik in Graz. Mit 28 Kurven im Text. („Monographien aus dem Gesamtgebiet der Neurologie und Psychiatrie", Band 22.) VIII, 80 Seiten. 1920. RM 6.50

Die Bezieher der „Zeitschrift für die gesamte Neurologie und Psychiatrie" und des „Zentralblattes für die gesamte Neurologie und Psychiatrie" erhalten die Monographien mit einem Nachlaß von 10 %.

Technik der mikroskopischen Untersuchung des Nervensystems. Von Dr. W. Spielmeyer, Professor an der Universität München. Dritte, vermehrte Auflage. VI, 163 Seiten. 1924. RM 8.70

Histopathologie des Nervensystems. Von Dr. W. Spielmeyer, Professor an der Universität München. Erster Band: Allgemeiner Teil. Mit 316 zum großen Teil farbigen Abbildungen. VIII, 494 Seiten 1922. RM 43.50

Spinales Sensibilitätsschema für die Segmentdiagnose der Rückenmarkskrankeiten zum Einzeichnen der Befunde am Krankenbett. Von Prof. Dr. W. Seiffer. Mit 20 Doppelschemata. Vierte Auflage. 8 Seiten. 1917. RM 1.60

M. Lewandowskys Praktische Neurologie für Ärzte. Vierte, verbesserte Auflage von Dr. R. Hirschfeld, Berlin. Mit 21 Abbildungen. („Fachbücher für Ärzte", herausgegeben von der Schriftleitung der „Klinischen Wochenschrift", Band I.) XVI, 396 Seiten. 1923.
Gebunden RM 12.—

Die Bezieher der „Klinischen Wochenschrift" erhalten die „Fachbücher" mit einem Nachlaß von 10 %.

Verlag von Julius Springer in Berlin W 9

Die Lebensnerven. Ihr Aufbau. Ihre Leistungen. Ihre Erkrankungen. Zweite, wesentlich erweiterte Auflage des **Vegetativen Nervensystems.** In Gemeinschaft mit H. Böwing-Erlangen, J. Büscher-Erlangen, W. Dahl-Würzburg, E. Edens-St. Blasien, B. Fuchs-Erlangen, W. Glaser-Hausstein, D. Goering-Erlangen, R. Greving-Erlangen, A. Hasselwander-Erlangen, O. Platz-Erlangen, H. Regelsberger-Erlangen, O. Renner-Augsburg, G. Specht-Erlangen, Ph. Stöhr-Freiburg, E. Toeniessen-Erlangen, F. Zierl-Regensburg dargestellt von Dr. **L. R. Müller,** Professor der Inneren Medizin, Vorstand der Inneren Klinik in Erlangen. Mit 852 zum Teil farbigen Abbildungen und 4 farbigen Tafeln. XI, 614 Seiten. 1924.
RM 35.—; gebunden RM 36.50

Lehrbuch der Nervenkrankheiten. Zweite Auflage, bearbeitet von Fachgelehrten. Herausgegeben von Prof. Dr. **Hans Curschmann,** Direktor der Medizinischen Universitätsklinik in Rostock, und Dr. **Franz Kramer,** Professor an der Universität Berlin. Mit 301 zum Teil farbigen Abbildungen. X, 952 Seiten. 1925. Gebunden RM 36.—

Psychiatrie für Ärzte. Von Dr. **Hans W. Gruhle,** a. o. Professor der Universität Heidelberg. Zweite, vermehrte und verbesserte Auflage. Mit 23 Textabbildungen. („Fachbücher für Ärzte", herausgegeben von der Schriftleitung der Klinischen Wochenschrift, Band III.) VI, 804 Seiten. 1922. Gebunden RM 7.—

Die Bezieher der „Klinischen Wochenschrift" erhalten die „Fachbücher" mit einem Nachlaß von 10 %.

Verlag von Julius Springer in Wien

Klinische und Liquordiagnostik der Rückenmarkstumoren. Von Dr. **Karl Grosz,** Assistent der Universitätsklinik für Psychiatrie und Nervenkrankheiten in Wien. („Abhandlungen aus dem Gesamtgebiet der Medizin".) 126 Seiten. 1925. RM 6.90

Die Lumbalpunktion. Anatomie, Physiologie, Technik, Untersuchungsmethoden, diagnostische und therapeutische Verwertung. Von Dr. **Martin Pappenheim,** Privatdozent an der Universität Wien und Vorstand der neurologischen Abteilung am Städtischen Siechenhaus in Wien. Mit 9 Textabbildungen. 184 Seiten. 1922. RM 3.60

Die Malariabehandlung der progressiven Paralyse. Unspezifische Therapie der Metalues des Zentralnervensystems mittels künstlicher Erzeugung einer akuten Infektionskrankheit. Von Privatdozent Dr. **Josef Gerstmann,** Assistent der Universitätsklinik für Psychiatrie und Nervenkrankheiten in Wien. Mit einem Vorwort von Prof. Dr. **Julius Wagner-Jauregg,** Vorstand der Universitätsklinik für Psychiatrie und Nervenkrankheiten in Wien. Mit 16 Textabbildungen. IV, 229 Seiten. 1925. RM 12.—; gebunden RM 13.20

Therapie der organischen Nervenkrankheiten. Vierzehn Vorlesungen. Von Privatdozent Dr. **Max Schacherl,** Vorstand der Neuroluesstation am Kaiser Franz-Josef-Spital in Wien. Etwa 130 Seiten. („Abhandlungen aus dem Gesamtgebiet der Medizin".) In Vorbereitung.

MIX
Papier aus verantwortungsvollen Quellen
Paper from responsible sources
FSC® C105338

If you have any concerns about our products,
you can contact us on
ProductSafety@springernature.com

In case Publisher is established outside the EU,
the EU authorized representative is:
**Springer Nature Customer Service Center GmbH
Europaplatz 3, 69115 Heidelberg, Germany**

Printed by Libri Plureos GmbH
in Hamburg, Germany